DE

L'ANURIE CALCULEUSE

ET EN PARTICULIER

DE SON TRAITEMENT CHIRURGICAL

M. le Docteur A. DONNADIEU

Ancien interne des Hôpitaux
Lauréat des Hôpitaux
Membre de la Société d'anatomie et de physiologie et d'autres

BORDEAUX

IMPRIMERIE NOUVELLE DEMACHY, PUCH & Cie

16 — RUE CABIROL — 16

1895

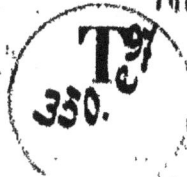

DE

L'ANURIE CALCULEUSE

ET EN PARTICULIER

DE SON TRAITEMENT CHIRURGICAL

DE

L'ANURIE CALCULEUSE

ET EN PARTICULIER

DE SON TRAITEMENT CHIRURGICAL

PAR

M. le Docteur A. DONNADIEU

Ancien Interne des Hôpitaux

Lauréat des Hôpitaux

Membre de la Société d'Anatomie et de Physiologie de Bordeaux

BORDEAUX

IMPRIMERIE NOUVELLE DEMACHY, PECH & Cⁱᵉ

16 — RUE CABIROL — 16

1895

DE L'ANURIE CALCULEUSE

ET EN PARTICULIER

DE SON TRAITEMENT CHIRURGICAL

INTRODUCTION

L'histoire de l'anurie calculeuse a été complètement modifiée dans ces dernières années, surtout en ce qui concerne le traitement ; aussi ai-je cru le moment opportun pour essayer, suivant le conseil que m'en a donné mon excellent maître M. le Prof. agrégé Pousson, une monographie de cette complication de la lithiase urinaire, une mise au point de nos connaissances à ce sujet. J'ai essayé, chemin faisant, d'éclaircir par des recherches de statistique, par des expériences, au besoin, quelques points obscurs de la question ; j'ai cherché surtout, par le dépouillement d'observations nombreuses, à contrôler le plus possible mes assertions et celles des auteurs.

Arrivé au terme de mes études médicales, je suis heureux de remercier tous ceux qui se sont intéressés à moi, et en particulier mes maîtres des hôpitaux et de la Faculté.

MM. Dudon, Courtin et Monod m'ont toujours montré une extrême bienveillance ; je leur en garde une reconnaissance sincère, un attachement profond.

J'ai passé chez M. le Dr Gervais ma dernière année d'internat ; je n'oublierai jamais la sympathie avec laquelle il m'a toujours traité, la confiance qu'il m'a témoignée en me laissant souvent

1

prendre le bistouri sous sa direction éclairée, les excellents conseils qu'il m'a donnés.

Je veux dire aussi à M. le Prof. Badal la gratitude que je lui ai de l'intérêt particulier qu'il m'a montré.

Je suis encore ému du dévouement sans bornes que m'a prodigué M. le Dr Lagrange dans des circonstances douloureuses ; un remerciement banal ne suffit certes pas à payer la dette de reconnaissance que j'ai contractée envers lui.

Je prie M. le Prof. agrégé Cassaët de vouloir bien accepter l'hommage de m...a respectueux attachement.

Je remercie mon excellent ami Claude Martin, externe des hôpitaux, de la bonne grâce avec laquelle il m'a aidé dans les expériences que l'on trouvera relatées plus loin. Je saisis cette occasion pour lui dire combien j'apprécie sa franche et bonne amitié.

Il est deux noms que je veux associer ici comme ils le seront toujours dans mon souvenir : ce sont ceux de M. le Prof. Arnozan et de M. le Prof. agrégé Pousson. Je ne saurais dire quels sentiments de respectueux attachement et de sincère reconnaissance j'ai pour eux.

Voilà plus de trois ans que M. Pousson m'accueille dans sa clinique avec une extrême bienveillance et qu'il est pour moi, en même temps qu'un maître éclairé, un conseiller sûr. Je n'oublierai jamais sa bonté et la façon si amicale dont il m'a toujours traité.

J'ai eu la bonne fortune d'être, pendant un an, l'interne de M. le Prof. Arnozan. Cette année a eu sur mon instruction médicale et la formation de mon esprit une influence capitale. Je garderai toujours précieusement le souvenir de tout l'intérêt qu'il n. a montré et des heures charmantes passées auprès de lui. Il me fait encore le grand honneur d'accepter la présidence de ma thèse ; je l'en remercie sincèrement.

CHAPITRE PREMIER

HISTORIQUE

SOMMAIRE

1° Période ancienne. — Toutes les anuries sont confondues sous le nom d'ischurie rénale.

2° Période moderne. — Roberts distingue deux variétés d'anurie : l'anurie obstructive et l'anurie non obstructive. — L'anurie calculeuse se dégage.

3° Période chirurgicale. — Thelen intervient chirurgicalement dans l'anurie calculeuse.

L'excellente étude de Merklen nous permettra d'abréger considérablement ce chapitre. Nous ne pourrions que reproduire les documents qu'il a amassés ; nous préférons indiquer seulement les diverses phases de l'histoire de l'anurie calculeuse ; nous aurons à ajouter une période que Merklen n'a pu signaler puisqu'elle est postérieure à son travail : la période chirurgicale.

1° *Période ancienne.* — La suppression d'urine ne pouvait passer inaperçue des anciens qui attachaient aux caractères de cette sécrétion une si grande importance ; aussi est-elle notée dans des ouvrages même très vieux. Mais les causes de l'anurie leur sont peu connues et, à part un passage emprunté à Prosper Alpin, médecin célèbre de la fin du xvi° siècle, on ne peut à peu près rien citer sur l'anurie calculeuse. « Quelquefois aussi, dit-il, l'urine n'est en si petite quantité qu'à cause de l'obstruction du conduit des reins ou de la vessie. »

D'une façon générale, on peut dire que la plupart des faits d'anurie étaient connus avant l'ère moderne, mais ils étaient décrits sans distinction étiologique, confusément, sous le nom d'ischurie rénale. Cette confusion se retrouve, jusqu'à une époque très rapprochée de nous, dans les travaux de Willan (1792), Billard, Abercombie et Naumann. L'anurie calculeuse n'est pas encore dégagée, et l'on décrit la suppression d'urine comme une entité morbide.

2° Avec la *période moderne*, préparée par les travaux de Rayer, de Prévost et Dumas, de Cl. Bernard et Barreswill, l'anurie cesse d'être une maladie; c'est un symptôme très varié dans ses causes et dans ses conséquences. Rayer commence à en étudier soigneusement le mécanisme, mais Roberts, le premier, en distingue deux variétés : l'anurie non obstructive et l'anurie obstructive, qu'il étudie avec soin. L'anurie calculeuse a dès lors son autonomie. Lecorché adopte la même division.

Nous signalerons enfin la Communication de M. Tenneson (1879) à la Société médicale des Hôpitaux et la Thèse de Merklen (1881).

On trouvera, chemin faisant, l'indication de travaux plus récents, que nous avons eu à mettre à profit.

3° La *période chirurgicale* ne commence qu'en 1882 avec Thelen, mais elle est préparée de longue main par les progrès qu'a réalisés la chirurgie du rein, et en particulier des calculs du rein, et il faudrait, pour être complet, faire l'histoire de l'intervention chirurgicale dans la lithiase rénale ; il faudrait citer les opérations problématiques de Mézeray, concernant le franc-archer de Meudon ; de Richieri (1516), de Cardan (1557), de Bayrs et de Fernels ; les travaux plus sérieux de Latitte et de Hévin.

La période moderne et réellement chirurgicale ne commence qu'en 1870 avec Durham, Moses Günn, Bryant et Callender qui pratiquent des néphrotomies sur des reins abcédés.

Toutefois, on n'avait encore jamais pratiqué, de propos délibéré, l'incision d'un rein sain pour en extraire un calcul. Les conseils et les tentatives d'Annandale et de Smith, en 1869, étaient restés sans résultats ; les opérations d'Annandale, en 1875, de Lente et Barbour avaient été infructueuses ; on n'avait pas trouvé de concrétion. C'est le 11 février 1880 que Morris tenta pour la première fois, avec un plein succès, l'ablation d'un calcul à travers un rein non abcédé. Le malade guérit rapidement. Le succès était encourageant, aussi l'exemple fut-il partout suivi. En 1881, Le Dentu pratiquait, le premier en France, la néphrolithotomie.

La chirurgie rénale était lancée ; son application à l'anurie calculeuse était relativement facile. Thelen, nous l'avons dit, fut le premier à intervenir dans ces cas. Les opérations se multiplièrent rapidement ; Morris (1881), Mollière, de Lyon (1885), Israël (1886), Lange (1886) et bien d'autres publièrent des observations analogues. Nous n'insistons pas sur ces faits ; on les trouvera reproduits et analysés au chapitre du traitement.

Nous signalerons, en terminant, la Thèse de Laguens, les travaux de Legueu et de MM. Demons et Pousson.

CHAPITRE II

Étiologie.

SOMMAIRE

COMPLICATION DE LA LITHIASE URINAIRE SURVENANT SURTOUT DANS L'AGE
ADULTE ET CHEZ DES HOMMES.

CE N'EST PAS UNE COMPLICATION DU DÉBUT DE LA LITHIASE. ON RETROUVE
PRESQUE TOUJOURS DANS LES ANTÉCÉDENTS DES COLIQUES NÉPHRÉTIQUES
OU AUTRES SIGNES DE CALCULS RÉNAUX.

CHEZ QUELQUES MALADES, PRÉDISPOSITION PARTICULIÈRE A AVOIR DES
CRISES SUCCESSIVES D'ANURIE.

TOUTE CAUSE DE COLIQUE NÉPHRÉTIQUE EST UNE CAUSE D'ANURIE (FATIGUES,
COLÈRE, ETC.).

Ainsi que son nom l'indique, l'anurie calculeuse est l'arrêt
de la sécrétion urinaire causé par la présence de calculs dans
les uretères. Elle reconnaît donc comme causes les causes
mêmes de la lithiase rénale dont elle est une complication, mais
on peut et l'on doit se demander quels sont les calculeux le
plus exposés à cet accident grave.

L'âge a une certaine importance : les enfants, par exemple,
sont rarement atteints (1). C'est vers l'âge moyen de la vie
qu'elle fait le plus de victimes, ainsi que l'on pourra s'en

(1) Merklen cite bien cependant trois cas d'anurie calculeuse mortelle chez des enfants
de deux à trois ans, mais ce sont là des faits exceptionnels sur lesquels nous n'insistons
pas, et l'on peut dire que l'anurie calculeuse est l'apanage de l'adulte.

convaincre en consultant les observations. On la rencontre
encore, et assez fréquemment, chez les vieillards, moins cependant que chez les gens jeunes.

Quant au sexe, il a la même influence sur la production de
l'anurie calculeuse que sur celle de la lithiase, qui lui donne
naissance. On sait que les calculs du rein sont bien plus rares
chez la femme que chez l'homme, bien plus rare aussi chez elle
est l'accident que nous étudions. C'est ainsi que, d'après nos
observations, nous avons trouvé 62 hommes pour 17 femmes.

Les antécédents de nos malades sont intéressants à étudier
d'un peu près. Ils nous apprennent d'abord un fait capital, à
savoir que l'anurie n'est pas un phénomène primordial, un fait
initial, une manifestation première de la lithiase rénale. Il est
infiniment rare de voir l'anurie survenir chez un sujet n'ayant
présenté dans son passé aucun des signes de la lithiase urinaire.
L'observation de Tenneson (Obs. 28) en offre cependant un
remarquable exemple. Presque toujours on retrouve dans les
antécédents des coliques néphrétiques avec ou sans expulsion
de calculs, et même quelquefois on note, comme dans une de
nos observations, une prédisposition particulière à émettre des
calculs très rugueux et, par conséquent, tout particulièrement
propres à accrocher la muqueuse de l'uretère, à l'irriter et à
séjourner dans ce conduit. C'est ainsi que les choses se passaient dans le cas de Dubuc (Obs. 17) et dans bien d'autres;
quelquefois, si on ne retrouve pas de coliques néphrétiques
vraies, on retrouve du moins d'autres signes de lithiase : douleurs lombaires, hématuries, etc.

Quelquefois, enfin, l'histoire du malade est plus instructive
encore, puisque l'on y retrouve des accès antérieurs d'anurie
calculeuse. Il semble qu'il y ait chez quelques sujets une prédisposition particulière à avoir de l'obstruction des uretères. Le
malade de Duplay, par exemple, ne succomba qu'à la deuxième

attaqué. La première, qui avait eu lieu un an auparavant, avait duré huit jours. Une malade de M. Pousson, actuellement en bonne santé, a eu jusqu'à présent trois crises d'anurie, la deuxième ayant nécessité une intervention chirurgicale.

Dans certains cas où il est difficile de saisir des symptômes bien accusés de lithiase rénale, on trouve au moins des signes de nutrition retardante.

La goutte est fréquente chez nos anuriques : les rapports de la goutte et de la gravelle sont trop connus pour qu'il nous soit permis d'y insister. L'obésité est très souvent notée dans nos observations, une obésité parfois extrême et qui nous gênera toujours pour l'examen physique de nos malades et le diagnostic précis que nous serons appelé à porter.

Nous avons trouvé aussi un nombre assez considérable de diabétiques, et le fait n'est pas pour nous surprendre. Telles sont les causes prédisposantes que nous tenions à mettre en lumière, et nous insistons sur ce fait qu'il faut surveiller les malades émettant toujours des graviers rugueux, pointus, et ceux qui ont déjà eu une attaque d'anurie.

Voyons maintenant en quelques lignes les causes occasionnelles de l'anurie calculeuse, celles qui font naître un accès, préparé en général de longue main déjà par les conditions que nous venons d'énumérer. Chez un lithiasique, toute cause de colique est une cause d'obstruction et, par conséquent, d'anurie. Nous avons trouvé mentionnés : les mouvements forcés, les marches longues, les excès, les émotions, les colères violentes, les traumatismes de la région lombaire. A citer tout particulièrement l'observation 7, dans laquelle le malade de Weber a, coup sur coup, quatre crises d'anurie dont deux succèdent à des colères violentes, et l'observation 62 de Féréol, dans laquelle le sujet a deux accès d'anurie survenant après des excès et des écarts de régime.

CHAPITRE III

Anatomie pathologique

SOMMAIRE

I. Du coté récemment obstrué : *a)* Siège de l'obstacle : surtout aux extrémités de l'urétère, plus particulièrement en haut ; rarement a la portion moyenne; *b)* état du rein en arrière. Le plus habituellement pas d'hydronéphrose; s'il y en a, c'est que l'on a affaire a une oblitération en plusieurs temps. Assez souvent cependant il peut y avoir distension rénale, mais c'est une distension septique; il y a pyonéphrose.

II. Du coté anciennement obstrué : *a)* Urétère fibreux, pas trace du calcul primitif ; *b)* état du rein : le plus souvent atrophié ; quelquefois peut-être hydronéphrose; souvent distension septique.

Ainsi que nous aurons à l'établir lorsque nous parlerons du mécanisme de l'anurie calculeuse, en général lorsque la suppression des urines survient, c'est sous l'influence de l'obstruction récente d'un urétère, le rein du côté opposé étant déjà supprimé physiologiquement depuis un certain temps. Aussi aurons-nous à décrire des lésions anciennes et des lésions nouvelles. Nous commencerons par ces dernières. Leur étude facilitera considérablement l'étude des premières.

Tout d'abord, puisqu'il y a obstruction, voyons quel en est le siège. Il n'est évidemment pas toujours le même, mais il faut bien savoir que le calcul migrateur a des points d'arrêt de prédilection dont la connaissance sera d'un utile secours au chirurgien.

Voyons d'abord les points d'arrêt possibles, nous verrons ensuite quels sont les plus fréquents.

Le calcul peut occuper le bassinet mettant obstacle au cours de l'urine, soit en oblitérant complètement, par son volume, ce petit réservoir, soit en agissant à la manière d'une soupape sur l'extrémité supérieure de l'urétère.

Il peut aussi s'engager dans ce conduit et s'arrêter en un point quelconque de son trajet, mais le plus souvent à une de ses extrémités.

Il peut enfin se fixer et s'enchatonner dans la vessie, au niveau du trigone, oblitérant ainsi l'orifice des deux urétères. Cette disposition, dont nous n'avons trouvé qu'un seul exemple, se trouve signalée dans l'observation d'Amodru.

Tous les auteurs qui se sont occupés du siège d'arrêt des calculs sont unanimes à reconnaître qu'il est très rare de trouver l'obstacle dans la portion moyenne de l'urétère et qu'il existe le plus souvent à l'une de ses extrémités.

Morris, sur 8 cas, signale 3 fois l'arrêt dans la portion supérieure de l'urétère, 4 fois dans sa portion terminale, et dans le dernier cas il y avait des calculs multiples échelonnés sur toute la hauteur.

Ralfe et Godlee s'expriment ainsi :

« Les calculs s'arrêtent plus fréquemment dans les points suivants :

» 1° A l'orifice inférieur de l'urétère ;

» 2° A l'extrémité du bassinet ;

» 3° A deux pouces au dessous du rein.

» Le premier point est un point rétréci ; le deuxième est un point où la courbe du conduit favorise l'arrêt ; nous ajouterons le troisième sans raison anatomique, mais à cause de l'expérience qui nous a été fournie dans deux cas. »

J'ai cherché moi-même à me rendre compte, par le dépouillement d'un certain nombre d'observations, du siège d'arrêt des calculs, et voici à quels résultats je suis arrivé :

Sur 61 cas d'obstruction, j'ai trouvé que l'obstacle siégeait :

Dans le bassinet	15 fois.	
A l'orifice supérieur de l'uretère	8	»
Dans le 1/3 supérieur de l'uretère	16	»
Dans la portion moyenne	6	»
Près de la vessie...................	9	»
A l'orifice même de la vessie	7	»

Et en simplifiant :

Dans la portion sup^{re} des voies urinaires.		39	»
Dans la portion moyenne	—	6	»
Dans la portion inférieure	—	16	»

Cette statistique m'a paru assez intéressante ; elle permet de constater que les calculs ne s'arrêtent que très rarement dans la portion moyenne et qu'ils s'arrêtent fréquemment, au contraire, aux extrémités, à l'extrémité supérieure en particulier, c'est-à-dire près du rein ; fait d'une importance capitale au point de vue de l'intervention.

De l'obstacle lui-même nous dirons peu de choses. Rien d'intéressant à signaler au point de vue de la nature chimique du calcul. Un mot seulement sur son volume. Quelquefois l'obstacle est constitué par une concrétion très volumineuse qui obstrue l'uretère par sa masse ; parfois, au contraire, et la chose n'est pas rare, on se trouve en présence d'un tout petit calcul qui ne distend pas les parois de l'urétère mais dont les rugosités irritent la muqueuse et provoquent le spasme ; quelquefois on trouve signalé ce fait que le calcul est fixé à la muqueuse par une aspérité, à la façon d'un corps pointu.

Enfin, nous avons trouvé dans une observation que l'obstacle etait formé non par une concrétion calculeuse, mais par une simple agglomération de sable (Obs. 11).

Les lésions de l'urétère au niveau de l'obstacle ne présentent aucun intérêt. Un peu de congestion des parois, parfois une légère ulcération, et c'est tout.

Beaucoup plus intéressantes sont les lésions en arrière de l'obstacle.

L'urétère est en général dilaté d'une façon modérée, mais indubitable.

Les bassinets ne sont pas distendus et ne contiennent qu'une très petite quantité d'urine. Cette urine est en général sanguinolente. Je ne crois pas qu'elle ait jamais été analysée, mais des expériences que nous avons entreprises au sujet de la ligature des urétères, et que nous aurons l'occasion de rapporter plus loin, nous permettent de dire que cette urine sanguinolente est extrêmement pauvre en urée et que l'on en trouve tout au plus de 2 à 3 grammes par litre.

Quant au rein, il est énormément augmenté de volume ; il présente très facilement des dimensions doubles ou triples des dimensions normales, et ce fait tient à deux causes.

D'abord, il est hypertrophié du fait de la suppléance qu'il a été appelé à remplir pendant généralement assez longtemps ; ensuite, il est congestionné, ainsi qu'en témoigne sa coloration violacée.

Sur une coupe de ce rein, et quelquefois à sa surface, on remarque encore assez fréquemment des taches ecchymotiques occupant spécialement la zone limitante, c'est-à-dire la base des pyramides de Malpighi. Ces taches ecchymotiques sont dues à une dilatation énorme des vaisseaux droits qui sont remplis de sang; quelquefois, ainsi que le fait remarquer Merklen, il y a même rupture, et l'on s'explique alors l'apparition du sang dans la petite quantité d'urine trouvée dans le bassinet. Quant à la substance corticale, elle contraste avec la substance médullaire par sa pâleur et son anémie véritable.

Un fait domine toute l'histoire de l'anurie calculeuse, tant au point de vue de son anatomie pathologique et de sa physiologie, qu'au point de vue de sa thérapeutique : c'est l'absence d'hydro-néphrose en arrière de l'obstacle.

On ne saurait trop le répéter, parce que cela constitue un phénomène capital : il n'y a pas dans les cas qui nous occupent rétention simple, il y a anurie véritable, il y a arrêt de la sécrétion urinaire.

C'est au moins ainsi que se passent les choses dans la grande majorité des cas. Si l'on parcourt attentivement les obser-vations que nous donnons plus loin, on sera frappé de ce fait, et c'est tout au plus si on pourra découvrir trois ou quatre cas d'hydronéphrose (cas d'Amodru, de James Russel, de Wilcox); mais ces cas constituent un type clinique parti-culier, et l'hydronéphrose parait être alors le fait d'obstruc-tions urétérales progressives ou en plusieurs temps. Ces conditions, oblitération imparfaite ou passagère, permettent la dilatation progressive du bassinet et de l'uretère jusqu'à la constitution de l'hydronéphrose, tandis que ces mêmes organes ne peuvent être distendus s'il y a brusquement obstruction, et cela en raison de leur structure et en raison aussi de la physio-logie des reins.

Il faut donc admettre d'ores et déjà, de quelque façon qu'on explique le fait, que l'hydronéphrose est exceptionnelle dans l'anurie calculeuse. Plus fréquemment, on retrouve une légère dilatation des calices et de petits kystes rénaux, surtout quand la survie est un peu longue, ainsi que la chose s'est produite dans l'observation 43 (survie de dix-huit jours) et dans l'observation 67 (survie de quinze jours) ; mais ces dilatations, toujours très modérées, ne constituent en aucune façon une hydronéphrose. Est-ce à dire que l'on ne se trouve que très rarement en présence d'une véritable distension du bassinet et du rein? Ce n'est pas notre avis. C'est qu'il faut compter avec l'infection. C'est qu'à côté de l'hydronéphrose, très rare, existe la pyonéphrose, extrêmement fréquente. C'est ce dont Merklen, dans son excellente Thèse, n'a tenu aucun compte; il n'a songé qu'à la dilatation aseptique, et c'est avec raison qu'il la considère comme exceptionnelle.

L'obstacle urétéral arrête la sécrétion du rein et, de ce fait, nulle dilatation possible; mais qu'en arrière de l'obstacle se produise une suppuration, quelle qu'en soit l'origine, elle aura pour effet de distendre l'uretère, le bassinet, le rein, et de transformer ce dernier en une véritable poche purulente, comme la chose est signalée dans les observations de Turner, de Lucas Championnière, et dans le cas publié, en 1894, dans la *Médecine moderne*.

Or, cette suppuration sera d'autant plus facile que le rein nouvellement obstrué sera souvent, depuis longtemps déjà, un rein atteint de lithiase et qui a pu être antérieurement infecté. En effet, même du côté nouvellement obstrué, dans le rein qui assurait jusque-là une élimination suffisante des déchets organiques, on peut trouver des lésions anciennes, septiques ou non, dont il faut tenir grand compte.

Il n'entre pas dans le cadre de notre sujet de décrire ces lésions : hydronéphrose, pyonéphrose, néphrite interstitielle secondaire ; ce sont des lésions banales et qui ne caractérisent en rien l'anurie calculeuse. Nous voulons seulement indiquer leur possibilité et les conditions de leur production. Pour le reste, nous renvoyons le lecteur à la Thèse de Legueu.

Enfin, je signalerai sans insister le cas de Wilcox, terminé par la rupture du bassinet distendu. C'est là un fait isolé dont je n'ai pas trouvé d'autre exemple.

Du côté primitivement détruit par la lithiase urinaire, les constatations sont moins intéressantes, parce que la thérapeutique n'y peut malheureusement pas puiser d'indication utile.

L'uretère est quelquefois transformé en une sorte de cordon fibreux non perméable et s'est atrophié. Très fréquemment aussi, il est impossible de retrouver l'obstacle primitif, on trouve l'uretère rétréci en un point, obstrué par une masse cicatricielle, seule trace du calcul.

Quant à l'état du rein, il varie suivant les cas et peut se présenter sous trois aspects.

Assez souvent, le plus souvent, d'après Merklen, on se trouve en présence d'une atrophie simple. Le rein est alors réduit à une masse dure, fibreuse, du volume d'une noix dans quelques cas. Ces faits correspondent à l'oblitération parfaite, totale, brusque et aseptique de l'uretère. Il y a d'abord arrêt de la sécrétion urinaire, plus tard, atrophie du rein ; nous verrons qu'entres ces deux phases il y a place pour une troisième phase transitoire où on trouve de l'hydronéphrose.

Ce qui est certain, c'est que l'atrophie scléreuse est l'aboutissant de l'obstruction brusque, que l'on admette ou non une phase intermédiaire de distension.

Dans quelques cas plus rares, on constate de l'hydronéphrose du côté primitivement obstrué. Peut-être a-t-on affaire à des reins surpris dans la phase intermédiaire dont nous venons de dire un mot ; peut-être, et c'est pour Merklen la seule hypothèse admissible, ces cas répondent-ils aux obstructions incomplètes et en plusieurs temps que nous avons signalés précédemment.

Enfin, à côté de ces lésions aseptiques, il convient de signaler les pyonéphroses développées en arrière de l'obstacle, pyonéphroses que l'on retrouvera plus fréquemment encore que du côté récemment obstrué.

Nous en avons fini avec l'anatomie pathologique de l'anurie calculeuse. Il faudrait, pour être complet, rechercher quelles sont les lésions produites dans les différents organes par la suppression de la sécrétion urinaire Nos connaissances sont malheureusement négatives à ce sujet. Roberts fait cependant très justement remarquer que le cadavre des malades morts d'anurie calculeuse n'exhale pas l'odeur urineuse qui caractérise les nécropsies des malades morts de rétention d'urine, nouvelle constatation qui montre encore la différence à établir entre la suppression et la rétention d'urine.

CHAPITRE IV

Pathogénie et Physiologie pathologique

SOMMAIRE

I. Dans quelles circonstances se produit l'anurie calculeuse ? — *a)* Un rein absent ou détruit par une maladie antérieure; *b)* obstruction double; *c)* obstruction d'un urétère, inhibition réflexe de l'autre rein. — De la fréquence relative de chacun de ces mécanismes.

II. Comment le calcul reste-t-il fixé dans l'urétère ? — Par son volume. Par ses irrégularités qui s'attachent à la muqueuse. Par le spasme de l'urétère.

III. Comment peut-on expliquer l'arrêt de la sécrétion urinaire en arrière de l'obstacle ? — Pour trouver l'explication, on a fait des ligatures de l'urétère et on a constaté : *a)* Au point de vue physiologique, qu'il se fait en arrière de l'obstacle une augmentation subite de pression qui produit une diminution considérable du taux de l'urée d'abord; un arrêt presque complet de la sécrétion urinaire ensuite; puis la pression baisse secondairement ; *b)* Au point de vue anatomique: les uns ont dit il y a atrophie pure et simple; les autres, il y a hydronéphrose: la vérité est que la sécrétion urinaire s'arrêtant au début, il n'y a pas hydronéphrose; la dilatation se produit plus tard au moment où la pression baisse et l'atrophie survient ensuite. Tout dépend donc du moment où se fait l'examen ; *c)* Au point de vue microscopique, une phase de dilatation, une phase de collapsus atrophique.

IV. Comment peut-on expliquer la longue durée de la période de tolérance ? — Théorie de la sécrétion interne du rein. Elle n'est pas suffisante.

Nous aurons à nous poser successivement dans ce chapitre plusieurs questions intéressantes. Malheureusement, ne pourrons-nous toujours donner à ces questions une réponse absolument définitive. Les problèmes que nous allons agiter ici ont été pour nous l'objet de nombreuses réflexions, et, si nous ne sommes pas toujours arrivé à une solution positive, ce n'est pas notre bonne volonté qu'il faut accuser.

Assez controversé, au moins sur certains points, est le mécanisme qui provoque l'anurie calculeuse, ou plutôt les conditions dans lesquelles elle se produit.

Elle arrive dans plusieurs circonstances que l'on peut, provisoirement du moins, classer comme suit :

1° Un rein est déjà supprimé anatomiquement ou physiologiquement, lorsque se produit l'obstruction du côté opposé ;

2° Les deux urétères sont oblitérés en même temps ;

3° Un seul urétère est obstrué, le rein du côté opposé est inhibé par voie réflexe.

Examinons successivement chacun de ces trois cas. Ceux de la 1ʳᵉ catégorie sont indubitablement les plus nombreux ; ceux de la 3ᵉ les plus rares, et encore ont-ils été mis en doute par la plupart des auteurs.

Un rein peut être absent soit congénitalement, soit par le fait d'une opération antérieure. L'absence congénitale est chose relativement assez fréquente, puisque sur 46 cas suffisamment explicites qui nous ont servi à étudier le mécanisme de l'anurie calculeuse, nous en avons trouvé 5. Un cas de néphrectomie porte à 6 le nombre des faits dans lesquels l'anurie se produit consécutivement à l'absence d'un rein.

Bien plus souvent, le rein bien qu'existant encore au point de vue anatomique est supprimé physiologiquement et ne remplit plus sa fonction. Il est détruit tantôt par une maladie plus ou moins silencieuse : rein kystique (1 cas), tantôt par un traumatisme (1 cas) ; le plus habituellement, c'est à une lithiase ancienne, à une oblitération antérieure de l'urétère qu'il faut attribuer la destruction du rein. C'est ce qui nous a paru

exister dans 21 cas. Dans ces 21 faits, le rein est quelquefois
supprimé par une pyonéphrose qui l'a réduit à une poche
kystique, à paroi mince, remplie de pus et de calculs, quelquefois par une atrophie qui l'a amené à n'avoir plus que le
volume d'une noix, d'une prune, comme cela est signalé dans
quelques observations, mais atrophie et pyonéphrose ont toutes
deux une même origine, la lithiase primitive, l'oblitération
antérieure; on peut du moins l'admettre, bien que les traces de
la lithiase et de l'oblitération aient dans quelques cas disparu,
surtout quand il s'agit d'atrophie. Quoi qu'il en soit, le résultat
est le même, le rein ne fonctionne plus. En effet, en présence des
lésions décrites dans la plupart des observations, il es.
difficile de ne pas croire que toute sécrétion est abolie. Du reste,
le doute n'est plus possible qua·d à la désorganisation du rein
vient s'ajouter la persistance de l'obstruction urétérale, l'imper-
méabilité de ce conduit, qui est signalée 7 fois sur 21 cas
auxquels nous faisons allusion.

Le deuxième mécanisme que nous avons signalé tient, au
point de vue de la fréquence, le milieu entre les deux autres : c'est
l'oblitération des deux urétères, qui peut se produire simulta-
nément ou successivement à un court intervalle. Ce mécanisme,
que Legueu considère comme très rare, nous a paru produire
au contraire assez souvent l'anurie calculeuse, et nous estimons
à 12 le nombre des cas où il peut être invoqué. Assez difficile
à vérifier à l'autopsie, il peut très bien être diagnostiqué cliniquement, et voici comment les choses se passent en général : Un
calculeux est pris d'une colique néphrétique à droite, par
exemple, et 12, 24 heures après des douleurs analogues sont
ressenties à gauche, l'anurie survient; il est difficile de ne pas
songer à une oblitération double.

Quelquefois les douleurs de la première colique se calment, et
ce n'est que plus tard, trois, quatre et même dix jours, comme

dans une des observations citées plus loin, que les douleurs apparaissent du côté opposé. Le mécanisme est le même. De cette obstruction simultanée ou successive des deux uretères, il faut rapprocher la compression des deux conduits par un calcul enchatonné dans le trigone. Nous en citons un cas plus loin.

Enfin, dernier mécanisme, un seul uretère est obstrué, le rein opposé qui fonctionne encore est inhibé par voie réflexe.

Rien de plus controversé que ce mécanisme. Voyons un peu ce qu'il faut penser de la chose.

Il est absolument certain qu'un réflexe réno-rénal ou urétéro-rénal peut exister. Guyon l'a surabondamment prouvé dans un Mémoire fort intéressant sur la physiologie chirurgicale du rein. C'est ainsi que l'on explique les cas, assez fréquents, parait-il, où la palpation d'un rein provoque une douleur dans le rein opposé; c'est ainsi que l'on explique aussi l'oligurie et même l'anurie passagère de la colique néphrétique vulgaire. L'hypothèse du réflexe inhibitoire a de plus en sa faveur quelques faits expérimentaux que l'on doit à Spalitta.

Il a, sur 7 chiens, pratiqué la ligature de l'un des uretères à courte distance du bassinet; chez 3 d'entre eux, il y eut de l'anurie qui persista de 40 à 47 heures, et jusqu'à deux jours chez le 3'. A l'arrêt réflexe de la sécrétion urinaire, succéda une émission abondante d'urine; les premières urines continrent constamment du sucre en petite quantité.

Dans mes expériences de ligatures d'uretère, je n'ai jamais observé un arrêt aussi prolongé de la sécrétion urinaire, mais seulement une anurie de quelques heures. Un lapin mourut cependant 24 heures après l'opération, sans s'être remis du shock opératoire et aussi sans avoir uriné.

Voilà ce que nous apprend l'expérience :

Le réflexe inhibitoire existe, mais il est en général de courte durée et ne semble guère susceptible de produire la mort.

Que nous apprend l'observation ?

Il existe, à notre connaissance, cinq cas d'anurie produite par un réflexe réno-rénal, quatre seulement ont trait à l'anurie calculeuse.

Le premier est celui de Nepveu : L'anurie est consécutive à une contusion du rein droit. A cette anurie, absolue d'abord, succède une oligurie qui persiste jusqu'à la mort. C'est donc une anurie traumatique qui n'intéresse qu'indirectement notre sujet.

Le deuxième cas est celui de Bourgeois : Anurie mortelle par oblitération calculeuse de l'urétère droit avec intégrité du rein gauche (cité par Tuffier et Guyon, *Annales des maladies des organes génito-urinaires*, 1888, p. 778).

Le troisième est celui de Godlee (Obs 48) : Oblitération de l'urétère droit. L'urétère gauche est perméable. Le rein de ce côté paraît à peu près sain ; on y note cependant une légère prolifération conjonctive.

Le quatrième est celui de Chapotot (Obs. 66) : Oblitération de l'urétère gauche. L'urétère droit est perméable, mais le rein gauche contient un calcul et présente des lésions de néphrite interstitielle secondaire.

Enfin, le cinquième est celui d'Israel : Oblitération à gauche. L'urétère droit est perméable, mais on trouve des calculs dans deux calices du rein droit.

Plusieurs enseignements se dégagent de ces faits : tout d'abord, l'anurie réflexe existe, mais elle paraît rare ; ensuite, on remarquera que l'on note à peu près toujours une lésion quelconque du côté du rein inhibé. Cette lésion n'est pas suffisante à elle seule pour empêcher le fonctionnement de ce rein, mais qu'un réflexe parti du côté opposé vienne à se produire, et la sécrétion va s'arrêter. En somme, comme le dit Guyon, le réflexe réno-rénal ne s'exerce que sur un organe malade.

Pour résumer ce que nous venons de dire des conditions de

production de l'anurie calculeuse, nous donnerons la statistique que nous avons faite d'après le dépouillement de nos observations :

Cas utilisables... 46

Absence d'un rein................... 6 { Absence congénitale...... 5
Néphrectomie antérieure.. 1

Suppression physiologique d'un rein.. 23 { Traumatisme 1
Kystes.................... 1
Lithiase ancienne 21

Obstruction double................ 13 { Obstruction des urétères.. 12
Compression 1

Réflexe 4

Quoi qu'il en soit de ces divers mécanismes, un fait est certain : il faut toujours, pour produire l'anurie, l'obstruction récente d'un urétère. Comment se fait cette obstruction? D'abord, la statistique que nous avons donnée plus haut, à propos du siège de l'obstacle, montre que le calcul peut, en restant dans le bassinet, en s'appliquant sur l'ouverture de l'urétère et sans s'engager dans ce conduit, intercepter le cours de l'urine. S'il s'engage dans l'urétère, comment s'arrête-t-il dans ce canal?

Quelquefois ses dimensions excessives l'empêchent de progresser jusqu'à la vessie et le retiennent en un des points rétrécis qu'ont signalés les auteurs; de plus, ses dimensions peuvent être, d'après Laguens, légèrement accrues par la présence de quelques mucosités qui le recouvrent.

D'autres fois le calcul irrégulier vient se fixer, par une de ses arêtes, dans la muqueuse elle-même, et l'obstruction se fait alors en un point quelconque du conduit.

Mais le plus souvent la concrétion est de dimensions assez petites pour lui permettre d'arriver à la vessie; si petites, quelquefois, que M. Pousson se demande si, l'urétère mis à nu, le chirurgien sentirait l'obstacle à travers les parois; seulement, les irrégularités du calcul irritent la muqueuse, et le spasme de l'urétère intervient pour le fixer. Ce spasme de l'urétère a son analogue dans le spasme des canaux biliaires, dont le rôle important dans la colique hépatique a été mis en lumière par Muron, Dujardin-Beaumetz, Audigé, Laborde. Son action est indéniable. Dans une des observations citées plus loin, à l'autopsie, le calcul tombe dans la vessie, pendant les manipulations nécessitées par l'examen des viscères. Après la néphrotomie faite sans toucher au calcul, celui-ci tombe de lui-même quelques jours après l'opération, lorsque la mise au repos de l'organe fait sser la contraction spasmodique.

Le calcul est arrêté d'une façon ou d'une autre. Nous avons vu qu'en arrière de lui, la sécrétion urinaire se supprime et qu'il y a, non pas rétention d'urine, mais anurie. C'est ce qu'il nous faut maintenant expliquer.

Pour arriver à comprendre ce phénomène d'inhibition, on a cherché à créer expérimentalement des obstacles à l'excrétion de l'urine et on a fait des ligatures de l'urétère chez des animaux.

Nous allons essayer de savoir ce qui se passe en arrière de cette ligature. La chose ne sera pas toujours aisée ; nous nous trouverons quelquefois en présence d'affirmations contradictoires qu'il nous faudra interpréter pour essayer d'arriver à une solution.

Le premier phénomène constaté par les expérimentateurs en deçà de l'obstacle urétéral est une augmentation de pression rapide. Hermann, le premier, mettant l'urétère d'un chien en communication avec un manomètre à mercure, vit la colonne monter d'abord rapidement, puis plus lentement, pour s'arrêter bientôt complètement.

Guyon, reprenant ces expériences avec plus de précision peut-être, put démontrer que : au bout de 20 minutes, la pression est de 40 millimètres et qu'elle atteint en une heure son maximum, qui est de 70 ou 73. Ensuite, pendant 1 heure ou 1 h. 1/2, elle reste stationnaire, puis décroît progressivement pour n'être plus, après 4 h. 1/2, que de 16 ou 14 millimètres.

Quant à la pression secondaire, c'est-à-dire examinée long-temps après, elle est très basse : 11 millimètres après 26 jours, 3 après 62, 3 après 4 mois 15 jours.

C'est évidemment à l'inextensibilité des parois de l'urétère et du bassinet qu'il faut attribuer cette forte pression au début.

James, en effet, a très bien mis en lumière ce fait, que les parois des urétères ne sont pas susceptibles de dilatation brusque, tandis qu'elles se laissent distendre lentement et pro-gressivement.

Quoi qu'il en soit de l'explication, le fait subsiste et la pres-sion monte rapidement en arrière de l'obstacle. Or, cette ten-sion excessive n'est pas sans exercer une influence considérable sur la sécrétion urinaire. A l'état normal, il existe dans les urétères et les tubuli une pression à peu près nulle, une pres-sion au contraire très élevée dans les vaisseaux glomérulaires et le système vasculaire du rein, et cette différence de pression paraît être la condition *sine qua non* de la sécrétion urinaire ; de telle sorte que si l'on diminue la tension vasculaire ou si l'on augmente la tension dans les tubuli, cette sécrétion va se trou-ver modifiée en qualité et en quantité. Nous laissons de côté la question vasculaire ; elle ne rentre pas, directement au moins, dans notre sujet. Nous nous attacherons seulement à étudier les effets de l'augmentation de pression dans l'urétère.

La quantité d'urine est tout d'abord diminuée. Ce fait est très bien mis en lumière par les expériences de Guyon aux-quelles nous faisions allusion tout à l'heure, puisque tandis que le chien en observation sécrète en 4 heures 11cc 40 du côté sain, il ne sécrète du côté obstrué que 2cc 50.

L'obstacle est-il levé, la pression cesse-t-elle de s'exercer, la quantité d'urine remonte et l'on observe même de la polyurie.

L'urine est également modifiée dans sa qualité avant même, pour ainsi dire, de l'être dans sa quantité, et le taux de l'urée notamment subit une diminution considérable mais variable, puisque, d'après Guyon, il baisse de 1 gramme à 12 grammes, suivant les cas. D'après Hermann, il suffit même d'une pression de 10 mill. pour produire une diminution notable de l'urée. De plus, d'après le chirurgien de Necker, si la pression vient à être supprimée, le taux de l'urée remonte, mais incomplètement ; il y aurait là une opposition avec ce qui se passe pour la quantité totale de liquide sécrété. Pour nous, il faut tenir grand compte du temps pendant lequel la pression aura été exercée, et nous croyons que si ce temps n'a pas été trop considérable, on peut très bien voir remonter l'urée à un taux au moins normal.

Sans avoir entrepris sur les effets de la tension intra-rénale des expériences aussi minutieuses que celles du professeur Guyon, nous citerons plus loin des faits qui nous paraissent intéressants et démontrent combien le taux de l'urée baisse dans le peu d'urine que sécrète le rein en arrière de l'obstacle, puisque dans un cas le liquide renfermé dans le bassinet contenait 1gr40 d'urée par litre, dans un autre 0gr50 à peine.

Il reste donc démontré jusqu'à présent que l'oblitération de l'uretère à pour effet une augmentation de pression considérable, et que cette augmentation elle-même a pour conséquence un arrêt presque complet de la sécrétion urinaire, arrêt momentané tout au moins.

Mais que va devenir, à la longue, le rein en arrière de l'obstacle ? Va-t-il s'atrophier purement et simplement ? Va-t-il se remettre à sécréter et se laisser distendre à mesure que diminuera la tension intra-rénale ? C'est là une question très débatlue, très controversée et qui s'est singulièrement embrouillée depuis quelques années.

Autrefois, l'on disait en manière d'axiome : obstruction lente et progressive, hydronéphrose ; obstruction brusque et complète, atrophie. Mais on en est revenu de ces affirmations absolues et les avis sont très partagés.

Le Dentu, Conheim, Hartmann et Merklen s'en tiennent à l'axiome que nous venons d'énoncer et appuyent leur théorie sur des faits. Hartmann, dans une note sur la pathogénie de l'hydronéphrose, dit : « Récemment nous avions la confirmation de ce fait dans une autopsie où une ligature serrée de l'urétère n'avait été suivie d'aucune dilatation rénale, bien que la malade eût survécu quelque temps à cet accident passé inaperçu au cours de l'opération. »

Merklen rapporte une expérience de ligature de l'urétère chez un lapin. Huit mois après, autopsie ; le rein est atrophié.

Bien des auteurs se sont inscrits en faux contre cette théorie de l'atrophie sans distension. Nous citerons MM. Arnould, Bazy, Tuffier, Legueu, Albarran et Guyon.

Arnould lie un urétère ; faisant l'autopsie deux mois après, il trouve le rein distendu, ayant un volume double du volume normal. Le liquide contenu dans le bassinet renferme quelques leucocytes, mais pas de microbes, et on n'y trouve pas trace d'urée.

Bazy présentait, le 17 mars 1893, à la Société Anatomique, une hydronéphrose obtenue par une ligature brusque de l'urétère faite quatre mois auparavant sur un chien. Le rein mesurait, au moment de l'expérience, 0.06 cent. ; il en mesure 0.12 au moment de l'autopsie.

Au Congrès de chirurgie de 1892, Albarran et Legueu ont montré également des hydronéphroses obtenues par le même moyen. Ils font remarquer que les dilatations rénales ne sont jamais aussi considérables dans ces cas que lorsqu'elles surviennent à la suite d'une obstruction incomplète de l'urétère.

Enfin, on trouvera deux faits analogues rapportés dans la Thèse d'Albarran, qui signale de plus, phénomène important, que dans un cas on a senti par la palpation la tumeur rénale diminuer de jour en jour. Le professeur Guyon commentant tous ces faits avec sa grande compétence, admet que la ligature serrée de l'urétère est parfaitement susceptible de produire des hydronéphroses en général de volume restreint, quelquefois plus importantes, puis, que la dilatation diminue et que l'on arrive au ratatinement, à l'atrophie. Le rein est alors supprimé physiologiquement et anatomiquement. Pour ma part, sur 4 ligatures de l'urétère que j'ai eu l'occasion de faire dans divers buts, et pour étudier diverses questions, j'ai observé les faits suivants :

1re Expérience. — Lapin gris, de poids moyen, ligature de l'urétère droit, par la voie abdominale près de la vessie, le 17 février 1891, à 4 heures du soir. Le 19 février, à la même heure, le rein, mis à nu par une incision lombaire, est gros, congestionné, mais ne paraît pas renfermer une goutte de liquide. A l'incision, en effet, rien ne s'écoule.

2e Expérience. — Ligature de l'urétère droit, chez un lapin. Cette ligature est faite le 1er février 1895, à 10 heures du matin, par voie lombaire, tout près du rein.

Le 4 au soir, le rein, mis à nu, est gros, congestionné. A la section, il s'écoule un centimètre cube de liquide à peu près. Ce liquide, très sanguinolent, ne renferme pas 0.50₵ d'urée par litre.

3e Expérience. — Le 17 février 1895, à 10 heures du matin, ligature de l'urétère gauche d'un lapin, ligature faite par voie lombaire et tout près du rein.

Le 25 février, le rein est mis à nu ; il est gros, congestionné. Une ponction exploratrice en retire 4cc de liquide à peu près, très sanguinolent et renfermant 1gr 40 d'urée par litre.

4e Expérience. — Le 10 mars 1894, à 4 heures du soir, ligature de l'urétère gauche, par voie lombaire près de la vessie.

Le 10 mai, le rein est mis à nu; il est plus que triplé de volume et paraît fluctuant. A l'incision, il s'en écoule une quantité assez considérable de liquide qui, malheureusement, n'a été ni mesuré, ni analysé.

En somme, l'examen du rein a été pratiqué, deux, quatre, huit jours et deux mois, après la ligature. On pourra s'étonner qu'il n'ait pas été fait à des dates intermédiaires. Nous répondrons que ces expériences ont été primitivement instituées dans un autre but que celui d'élucider la question de l'hydronéphrose, et lorsque nous avons voulu utiliser dans ce sens nos résultats, le temps nous a manqué pour les compléter. Telles qu'elles sont, cependant, ces expériences me semblent intéressantes et, en me basant sur les phénomènes que j'ai observés, en étudiant les faits contradictoires publiés jusqu'ici, voici comment je comprends les choses.

La ligature brusque de l'urétère produit une augmentation brusque de la pression intra-rénale, fait baisser d'abord le taux de l'urée, diminue la quantité d'urine sécrétée et arrête même la sécrétion urinaire. Puis, au bout d'un temps qu'il est difficile de déterminer avec les éléments que l'on a en main, mais que des expériences suivies pourraient fixer, la pression baissant, le pouvoir de filtration du rein se relève sans que le taux de l'urée monte beaucoup, la tension intra-rénale étant encore trop forte. Alors se produit ou peut se produire l'hydronéphrose. Mais les éléments du rein, sous l'influence de cette distension, finissent par subir des lésions importantes et la sécrétion s'arrête. Le liquide se résorbe, le rein se ratatine, s'atrophie et se supprime physiologiquement, comme le dit Guyon.

Voilà, ce me semble, comment on peut interpréter des faits en apparence contradictoires : il y a ou il n'y a pas d'hydronéphrose, suivant le moment où se fait l'examen. Au début, pendant 15 ou 20 jours, il n'y a pas d'hydronéphrose; les tubuli sont bien, évidemment, un peu dilatés, mais il n'y a pas en somme de distension rénale, elle n'a pas eu le temps de se produire. Pendant les quelques mois qui suivent, l'hydronéphrose est constituée; plus tard, c'est l'atrophie (1).

Voilà comment on peut expliquer que dans l'immense majorité des cas, les anuriques meurent sans hydronéphrose; ils meurent trop tôt; le rein est saisi dans la première phase.

Et les cas où l'on note une dilatation rénale, comment faut-il les concevoir? La chose est facile à comprendre, et les ligatures peu serrées de Couheim en font parfaitement saisir le mécanisme. Avec un obstacle incomplet, on a une augmentation de la pression intra-rénale, mais cette tension est insuffisante pour arrêter la sécrétion urinaire; elle modifie surtout la qualité de l'urine et fait baisser le taux de l'urée. Aussi, dans les obstructions incomplètes, progressives, en plusieurs temps, observe-t-on de l'hydronéphrose et trouve-t-on dans le liquide retenu très peu d'urée, d'autant moins, que la pression a été plus forte. C'est ainsi que dans des hydronéphroses consécutives à des cancers de l'utérus, Regnard, Liouville et Béhier, Debove et Dreyfous n'ont trouvé que de 7 à 9 grammes d'urée par litre.

Telle est, suivant nous, la façon dont il faut comprendre la pathogénie de l'hydronéphrose et comment on peut mettre tout le monde d'accord. Des lésions microscopiques consécutives à l'obstruction des urétères nous parlerons peu, parce que la question est à peu près jugée. On admet une première

(1) A peu près en même temps que moi, Navarro, dans une Thèse que je n'ai pu consulter qu'après la rédaction de cet article, arrivait à peu près aux mêmes conclusions : « Aussitôt après la ligature, dit-il, l'urétère et le bassinet se dilatent puis la distension subit un temps d'arrêt, et la poche peut même diminuer; c'est que le rein résiste et l'urine arrêtée peut se résorber en partie. Mais le rein se sclérose et se laisse des lors forcer. Au bout d'un mois, la distension est considérable, et en deux, trois ou quatre mois, l'hydronéphrose est constituée. Plus tard survient l'atrophie et le rein diminue de volume. »

phase de dilatation et une deuxième de collapsus atrophique ; ce sur quoi l'on discute, nous venons de le voir, c'est sur le degré de la dilatation. Etudiées par Charcot et Gombault, puis par Merklen, ces lésions ont été reprises par Straus et Germont d'abord, par Albarran ensuite, qui les décrivent de la même manière.

D'après Straus et Germont, la première phase, ou de dilatation, est caractérisée par la dilatation mécanique des tubes du rein avec aplatissement simple de l'épithélium dont la partie centrale claire se sépare de la portion basale pour constituer des cylindres hyalins. Le bouquet glomérulaire est refoulé par l'accumulation de liquide dans la capsule, sans qu'il y ait trace d'inflammation. Le tissu conjonctif ne subit aucune altération.

Dans la deuxième phase, d'atrophie ou de collapsus, le tissu conjonctif est tassé mécaniquement, car les tubes ont diminué de longueur et de largeur ; leur calibre est très rétréci, leur membrane propre paraît épaissie et leur épithélium est devenu nucléaire. Quelques glomérules présentent une dilatation kystique avec refoulement du paquet vasculaire ; d'autres sont ratatinés et diminués de volume ; tous ont leur capsule épaissie par l'addition de couches nouvelles. En somme, les lésions épithéliales sont simplement atrophiques ; l'altération conjonctive, toute mécanique, ne dépend pas d'une inflammation interstitielle.

Albarran constate une certaine activité très modérée dans le tissu conjonctif, et il ajoute : « Si nous devions en juger d'après nos expériences trop peu nombreuses, nous dirions volontiers qu'il ne s'agit pas que d'un simple processus de tassement du tissu conjonctif, et qu'à côté il existe un certain degré de sclérose. »

Quant aux lésions septiques des reins, dans l'obstruction de l'uretère, il est facile de s'en faire une idée. L'infection peut précéder l'obstruction, on a les lésions banales du rein calculeux

infecté ; elle peut, au contraire, lui être consécutive ; mais alors
en arrière de l'obstacle, la sécrétion urinaire est arrêtée comm·
dans les cas aseptiques ; ce qui fait la dilatation, ce n'est pas
l'urine, c'est le pus ; il y a pyonéphrose et non pas hydronéphrose.

On s'est demandé comment l'anurie calculeuse pouvait avoir
les longues durées qu'on lui connaît, sans entraîner de trouble
important du côté de l'état général, alors que l'anurie des
néphrites est si rapidement mortelle et que les animaux meurent
si vite après l'ablation des deux reins.

Je n'aurais pas po·é cette question, si je n'avais eu à signaler
une réponse ingénieuse donnée récemment par M. Piedvache.
Voici ce qu'il en pense : pour lui, le rein servirait à sécréter non
seulement l'urine, produit d'excrétion, mais encore d'autres
principes utiles qui, eux, seraient repris par la circulation et
utilisés pour la nutrition générale de l'organisme ; si bien, que
l'urémie serait le produit de deux facteurs : auto-intoxication par
défaut de sécrétion urinaire et trouble nutritif par défaut de
sécrétion interne des reins. Cette théorie qui n'est, du reste,
qu'une application des théories de Brown-Sequard, est évidemment ingénieuse. On comprendrait, dès lors, comment on
peut, dans l'anurie par obstruction, observer de si longues
périodes de tolérance ; c'est que, dans ce cas, un seul facteur de
l'urémie entre en jeu : l'insuffisance de la sécrétion urinaire.

Le rein obstrué peut être sain et continuer dès lors sa sécrétion interne de produits utiles, d'où retard des phénomènes
urémiques. Dans l'anurie des néphrites, au contraire, les deux
facteurs entrent à la fois en jeu.

M. Pied·ache appuie sa théorie sur quelques expériences de
Meyer. D'après cet auteur, si on prend le tracé respiratoire
d'un chien néphrectomisé, et déjà urémique, on voit qu'il
présente le type de Cheynes-Stockes. On lui injecte dans le

péritoine 10ˣ de suc rénal et sa respiration redevient normale. Une observation de M. Dieulafoy semble aussi confirmer cette hypothèse.

Si cette théorie est exacte, les cas d'anurie calculeuse à longue période de tolérance doivent se produire chez des sujets dont les reins sont sains; ceux, au contraire, dans lesquels l'urémie se produit dès le début, doivent se présenter chez des sujets dont les reins ont été déjà plus ou moins détruits par la lithiase.

J'ai examiné, à ce point de vue spécial, les observations que j'ai réunies, et j'ai vu qu'il en est assez souvent ainsi. Le sujet de l'observation 29, par exemple, qui présente une urémie rapide, a des reins atteints de néphrite interstitielle secondaire; celui de l'observation 54, qui n'a pour ainsi dire pas de période de tolérance, présente des reins en très mauvais état : pyélonéphrite d'un côté, atrophie de l'autre. Mais à côté de ces cas, bien des observations contraires à la théorie. Le malade de l'observation 13 n'a pas de troubles urémiques pendant 6 jours; ses reins sont cependant détruits; chez celui de l'observation 41, on observe une période de tolérance de 8 jours; la substance médullaire n'existe plus.

De telle sorte, que je ne puis approuver sans réserve la théorie de M. Piedvache; elle rend compte de quelques cas; elle est ingénieuse, mais elle ne suffit pas absolument à expliquer tous les faits; il faut cependant, je crois, en tenir un certain compte.

CHAPITRE V.

Evolution clinique.

SOMMAIRE

I. Symptomes. — *a*) Début : le plus souvent par une douleur, quelquefois par une hématurie ou sans autre phénomène que l'anurie; *b*) période de tolérance; sa durée moyenne, de 5 à 6 jours; *c*) période intermédiaire; *d*) période urémique; troubles circulatoires; troubles de sécrétion; troubles respiratoires; troubles du système nerveux; observation typique.

II. Marche. Durée. Terminaison. — La terminaison la plus fréquente est la mort. Statistiques. Date a laquelle elle survient. Combien de temps après l'apparition de l'urémie. Valeur importante des troubles nerveux au point de vue du pronostic. Comment on meurt (affaiblissement progressif, coma, mort subite). La guérison peut survenir. A quelle date? Elle peut survenir après les troubles urémiques; rarement quand se sont déclarés les troubles nerveux. Phénomènes qui l'annoncent et l'accompagnent : diarrhée; polyurie.

I. — Symptômes.

L'anurie s'observe quelquefois, à titre temporaire, dans des accès bénins de coliques néphrétiques. C'est une anurie, et plus souvent une oligurie de quelques heures qui n'a pas autrement d'importance. Dans d'autres cas, et ce sont ceux-là qui font le sujet de notre étude, elle est de plus longue durée et survit à la colique qui a pu la précéder ou l'accompagner; c'est à cet arrêt prolongé de la sécrétion urinaire que l'on doit réserver le nom d'anurie calculeuse.

Le début d'une crise d'anurie calculeuse peut être extrêmement variable et mérite de nous arrêter. Voici d'abord comment les choses se passent le plus ordinairement : Un homme a une colique néphrétique qui se présente avec ses caractères classiques et ne paraît pas devoir être autrement sérieuse, et c'est au cours de cette colique que se montre l'anurie. Il est rare qu'elle soit absolue d'emblée ; elle est presque toujours précédée de quelques troubles de l'urination. Tantôt on observe de la dysurie et de l'oligurie ; le malade, tourmenté par des besoins incessants d'uriner, ne rend qu'avec peine quelques gouttes d'une urine sanguinolente, tantôt c'est la polyurie qui ouvre la scène des troubles de la sécrétion rénale, tantôt encore l'anurie se fait en plusieurs temps, cessant au bout de quelques heures ou de quelques jours pour reparaître ensuite, et l'on assiste, ainsi que le dit Merklen, à une série d'alternatives et de rémissions jusqu'à l'établissement définitif de la suppression d'urine. En même temps que les troubles de l'urination, peuvent s'observer d'autres troubles passagers : vomissements, agitation. Mais ils appartiennent en propre à la colique néphrétique et n'ont rien à voir avec l'anurie.

Ce mode de début au cours d'une colique néphrétique, qui est incontestablement le plus fréquent est, à tort du reste, le seul que mentionnent les auteurs. Dans des cas qui ne sont pas absolument rares, c'est bien à l'occasion, mais non au cours d'une colique néphrétique que se produit l'anurie. Le malade cesse de souffrir, se rétablit, et ce n'est que plus tard, quelques jours après, 18 jours dans une observation, que se supprime la sécrétion urinaire.

D'autres fois, c'est par une douleur lombaire, sourde, confuse, avec ou sans irradiation vers les uretères, mais n'affectant pas le caractère aigu de la colique néphrétique que s'annonce l'anurie. La chose est très fréquente. Quoi qu'il en soit, dans les cas que nous venons de signaler, c'est la douleur qui est le phénomène initial de la crise. Il n'en est pas toujours ainsi, et d'autres signes de lithiase urinaire peuvent ouvrir la scène : l'hématurie, en particulier; on en trouve un exemple dans l'observation 58, et c'est avec raison que Guyon a signalé les hématuries prémonitoires de l'engagement d'un calcul dans l'uretère.

Le malade de l'observation 61, graveleux et goutteux, présente un mode de début rare. L'anurie se déclare chez lui sans phénomène rénal après 8 jours de douleurs articulaires.

Enfin, dans d'autres cas, l'anurie se présente brusquement, sans douleur, sans signe concomitant ni du côté des reins, ni du côté de la vessie, sans que rien puisse expliquer l'étrangeté du fait. Les observations 6, 16, 19, 28 et 61 nous en offrent des exemples.

On le voit, multiples sont les modes de début possibles de l'anurie calculeuse.

Une fois installée, elle va continuer pendant un temps variable, ne donnant lieu, les premiers jours, à aucun phénomène inquiétant, puis produisant des troubles urémiques qui conduisent assez rapidement le malade à la mort. C'est en tenant compte de cette marche ordinaire de l'affection que nous décrirons successivement une période de tolérance et une période urémique, et entre les deux une période intermédiaire.

1° *Période de tolérance.* — L'intégrité de toutes les fonctions est la règle au début : c'est un fait depuis longtemps démontré. Il y a, comme le dit très judicieusement Eger, une « euphorie parfaite ».

La douleur, phénomène initial de la crise, disparaît dans la très grande majorité des cas. Roberts suppose que c'est à la suppression rapide de la sécrétion urinaire qu'il faut attribuer cette disparition. L'urine cessant d'être sécrétée, cesse de distendre le bassinet et l'uretère et de provoquer des phénomènes douloureux. Ce n'est que dans les cas exceptionnels où l'anurie est accompagnée d'hydronéphrose que la douleur persiste,

Tout phénomène douloureux étant supprimé, quel que soit du reste le mécanisme que l'on invoque, le malade se trouve dans un calme parfait, si bien que l'on voit des sujets seulement un peu surpris de ne pas uriner, se livrer à leurs occupations habituelles. C'est ainsi que le malade de l'observation 10 vaque à ses travaux habituels le 13ᵉ jour de son affection ; celui de l'observation 53 voyage au 8ᵉ jour ; celui de l'observation 6, enfin, va de la Rochelle à Bordeaux le 9ᵉ jour de son anurie.

N'était donc l'anurie elle-même, tout serait normal. Il faut bien savoir cependant que quelques malades sont très inquiets, très anxieux, très préoccupés, et que leur état mental devient rapidement mauvais.

On observe aussi quelquefois, et même assez souvent, quelques troubles réflexes du côté de la vessie, besoins d'uriner fréquents, pesanteur hypogastrique, picotements au bout de la verge.

Il n'y a évidemment là aucun symptôme qui puisse faire songer à une auto-intoxication, et le nom de période de tolérance donné à cette phase de l'affection est admirablement justifié. On note assez souvent des vomissements, alors que l'état général est excellent. Faut-il voir là une action réflexe ? Est-ce déjà un commencement d'urémie ? La chose est difficile à dire.

Combien dure cette tolérance ? Rien de plus variable. Chez quelques sujets, il est difficile de ne pas trouver dès le début quelques phénomènes d'empoisonnement, et chez eux l'on peut dire que la période de tolérance n'existe pas (Obs. 35, 36, 54). Chez d'autres, elle est très courte, 24, 36 heures, 2 jours.

Chez une 3ᵉ catégorie de malades, elle est au contraire fort longue et se prolonge pour ainsi dire indéfiniment. On en trouvera plus loin d'assez nombreux exemples.

En nous basant sur 42 cas suffisamment explicites pour que la distinction des deux périodes puisse être facilement établie, nous avons trouvé que la tolérance était en moyenne de 6 jours et demi. Cette moyenne représente une durée plus longue qu'elle ne l'est en réalité, parce que, bien souvent, nous avons trouvé signalés assez près du début, des accidents urémiques dont la date exacte ne pouvait être précisée, et que force nous était de ne pas tenir compte de ces cas. On sera donc dans la vérité, croyons-nous, en admettant que la durée moyenne de la période de tolérance est de 5 à 6 jours à peu près.

Bien des conditions peuvent la faire varier : l'état de la sécrétion urinaire, en premier lieu. A ce sujet, plusieurs cas peuvent se présenter.

1° L'anurie est absolue.

2° Le malade rend, à diverses reprises, tous les jours et quelquefois plus souvent, quelques gouttes d'urine, un verre ou deux verres à Bordeaux. C'est le cas le plus fréquent.

Cette urine rendue par les calculeux atteints d'anurie, présente des caractères très intéressants et fort bien mis en lumière par Roberts. Elle est pâle, décolorée, de faible densité (1006 à 1008), pauvre en urée, en sels et en matières colorantes, si bien qu'en raison même de ces caractères, en raison de leur pauvreté en produits excrémentitiels, ces petites décharges urinaires n'ont aucune influence sur la durée de la tolérance et sur le résultat final.

3° Le malade présente de temps à autre de véritables débâcles, des crises de polyurie. Il est incontestable qu'elles retardent de beaucoup l'apparition des phénomènes urémiques. Dans l'Observation de Pajet, il y eut, le 13ᵉ jour, une crise de polyurie, et la mort fut reculée jusqu'au 22ᵉ jour. Weber a rapporté l'histoire d'une anurie qui dura 37 jours, grâce à une série de rémissions avec polyurie.

4° L'anurie est absolue, ou à peu près, mais on voit se développer dans l'hypochondre une tumeur représentant la forme du rein. Cette tumeur augmente peu à peu de volume; c'est une hydronéphrose. Il y a dans ce cas rétention et non pas suppression absolue de l'urine. Le développement de cette hydronéphrose a une influence heureuse, elle retarde l'apparition des phénomènes urémiques, elle éloigne le dénouement fatal. C'est ainsi que, dans un cas de Rayer avec hydronéphrose, l'anurie dura 25 jours; dans un cas de James Russel, avec hydroné-phose aussi, la guérison survint au bout de 20 jours par une débâcle abondante. Enfin, chez un malade de Roberts, guérison au 10ᵉ jour, sans phénomènes uréniques, grâce à la même influence.

Mais, ainsi que nous l'avons vu, la production de l'hydroné-phrose est un fait très rare dans l'histoire de l'anurie calculeuse; nous en avons cherché la raison.

A côté de l'état de la sécrétion urinaire, il y a, nécessairement, d'autres conditions qui influent sur la durée plus ou moins longue de la tolérance; ces conditions nous échappent. Pourquoi tel malade présente-t-il dès le début des phénomènes urémiques, tandis que tel autre n'éprouve aucun trouble pendant 5 ou 6 jours, alors que ni l'un ni l'autre n'a rendu une goutte d'urine et n'a fait d'hydronéphrose? La chose est difficile à dire, et le champ est ouvert à toutes les hypothèses. L'état du rein et de la sécré-tion interne de cette glande joue un rôle important. Nous en avons dit un mot.

Quoi qu'il en soit, la tolérance n'est pas indéfinie et le malade entre bientôt dans la phase urémique qui le conduira assez rapi-dement à la mort. Il me semble qu'entre ces deux périodes il y

aurait place pour une troisième, que nous appellerions : période
intermédiaire et dans laquelle le malade éprouve des troubles
si légers qu'ils peuvent passer et passent inaperçus. Ce n'est
plus la tolérance absolue, « l'euphorie parfaite » ; ce n'est pas
encore l'urémie ; le mot est trop fort au sens où nous le prenons
habituellement. Je veux dire que l'on ne passe pas brusquement d'une période à l'autre ; la tolérance parfaite ne fait pas
brusquement place à l'urémie confirmée avec son cortège de
symptômes effrayants. Il y a des degrés, et il est bien souvent
difficile de dire soit à l'examen des malades, soit à la lecture des
observations, à laquelle des deux phases extrêmes on a affaire.
C'est pour ces cas que je créerais volontiers *cette période
intermédiaire* théoriquement inutile ; très utile me semble-t-il
dans la pratique.

Le malade présente alors un des symptômes suivants, isolé,
sans trouble de l'état général.

Parfois il continue à se promener, et cependant on peut remarquer un peu d'affaissement ; il a comme une lassitude générale,
il se fatigue vite, il est moins actif ; on note une diminution de
de la force musculaire.

Ailleurs, c'est une agitation morbide ; le sujet ne tient pas en
place ; il ne peut trouver un instant de repos, une minute de
sommeil, le fait est fréquent. Dans d'autres cas, il é, couve une
céphalée légère (Obs. 52), ou un simple malaise général
(Obs. 50).

Le plus souvent, c'est le tube digestif qui est le plus atteint.
L'inappétence est absolue. A un degré de plus les malades
éprouvent, vers le quatrième ou le cinquième jour, quelques
nausées, quelques éructations, leur langue est blanche, ils sont
constipés. Cependant la diarrhée n'est pas absolument rare et,
bien que Merklen la regarde comme exceptionnelle, nous l'avons
trouvée notée plusieurs fois dans cette période intermédiaire

(Obs. 2, 12, 46). Enfin, et nous touchons alors à l'*urémie confirmée*, ils ont quelques vomissements. Le malade de l'observation 58 avait, depuis le premier jour de son anurie, des vomissements à propos de tout, sans aucun autre signe. Était-ce trouble réflexe? Était-ce empoisonnement?

Enfin, glissant de plus en plus sur la pente fatale, le malade en arrive à la dernière période que nous allons décrire.

2ᵉ *Période urémique*. — On voit progressivement s'accentuer tous les signes de la période intermédiaire, et les progrès du mal sont d'autant plus rapides que l'anurie dure depuis plus long-temps.

L'intolérance gastrique est absolue et les vomissements sont incessants; en même temps l'élimination intestinale se sup-prime et la constipation devient opiniâtre.

Les phénomènes nerveux viennent bientôt s'ajouter aux phénomènes gastriques: céphalée violente, alternatives d'assou-pissement et d'excitation, hoquets continuels, tressaillements musculaires, rétrécissement pupillaire.

Le faciès est hagard et le rétrécissement extrême des pupilles donne au regard cet aspect étrange qui appartient aux états méningitiques et à certains empoisonnements. La température baisse, la respiration s'embarrasse et le malade meurt dans le coma ou les convulsions.

Tel est esquissé à grands traits, et pour donner une idée d'ensemble, le tableau de la période urémique. Il nous faut maintenant revenir un peu sur quelques-uns des signes que nous venons d'indiquer brièvement, et en ajouter d'autres qui, moins importants, n'ont pu trouver place plus haut.

On a l'habitude de les décrire en les classant de la façon suivante: signes de surcharge, signes d'élimination et signes d'empoisonnement. Cette façon de faire ne nous semble pas heureuse; d'abord, elle a l'inconvénient de préjuger de données pathogéniques souvent bien peu certaines ; de plus, elle ne nous paraît pas très clinique et ne tient pas suffisamment compte de l'ordre dans lequel on note les phénomènes au lit du malade ; enfin, dernière objection, elle expose à des redites, et il est sûr qu'il est quelques symptômes que l'on ne sait trop où classer. L'expuition sanguinolente, pour ne prendre qu'un exemple, est rangée par Merklen dans les accidents d'élimination. N'est-elle pas aussi bien un phénomène de surcharge ?

Je préfère, et la chose du reste n'a pas une importance capitale, passer en revue les divers appareils. Ce mode de description, bien que passible de certaines objections, nous semble plus commode.

1° *Phénomènes circulatoires.* — C'est en vain que l'on cherche dans les observations d'anurie un renseignement précis sur l'état du cœur. Les auteurs sont muets à ce sujets, et force me sera d'imiter leur silence. J'ai eu cependant l'occasion d'observer, dans le service de M. le Prof. Arnozan, une malade intéressante à ce point de vue. Il s'agissait d'une femme d'une cinquantaine d'années, couchée au lit 4 de la salle 3, et qui présentait tous les signes non douteux de lithiase rénale avec crises douloureuses du côté du rein droit et irradiations classiques. Ces crises douloureuses s'accompagnaient d'oligurie manifeste (150 à 200 grammes d'urine en 24 heures), et nous avons pu, au moment de ses crises, à deux ou trois reprises, constater un bruit de galop gauche très net qui disparaissait lorsque la sécrétion rénale redevenait normale. Ce bruit de galop, qui n'existait qu'au moment où l'on notait l'oligurie, ne se retrouverait-il pas chez d'autres anuriques ?

Du côté des vaisseaux, on peut noter des signes plus importants, et d'abord quelques hémorragies. Les épistaxis sont les plus fréquentes. Elles peuvent être très abondantes et même, comme dans le cas de Julia Fontenelle, nécessiter le tamponnement (Obs. 5). A côté des épistaxis, signalons les expuitions sanguinolentes, sur la pathogénie desquelles nous ne sommes pas fixés, et qui pourraient bien n'être en somme, comme dans l'observation 27, qu'un signe de congestion pulmonaire. Nous avons trouvé aussi (Obs. 12) un cas d'hémorragie cérébrale survenue au 8e jour. Quel rapport faut-il voir entre cette hémorragie et l'anurie ? Voilà qui nous semble difficile à dire, d'autant plus que si Prus indique que le malade en question n'était pas atteint de néphrite interstitielle, il ne signale ni l'état de son cœur, ni celui de ses artères.

Ce que l'on observe plus fréquemment que les hémorragies, bien qu'assez rarement encore, c'est l'œdème.

Tantôt c'est simplement de l'œdème malléolaire, ou des membres inférieures (Obs. 28, 46), plus souvent on trouve en même temps de l'ascite (Obs. 7, 9, 19, 37), de l'anasarque (Obs. 30) parfois de l'œdème pulmonaire (Obs. 27, 36) ; dans d'autres cas, enfin, des œdèmes limités, mains et cou (Obs. 59) ; face (Obs. 63).

La date d'apparition de l'œdème est du reste très variable ; très précoce dans quelques cas, il peut ne se montrer que très tardivement, ou disparaître, au contraire, dans les derniers jours. Il me semble, d'après le dépouillement d'observations assez nombreuses, que c'est vers le 8e ou 9e jour qu'il apparaît le plus souvent.

Le pouls reste en général lent et plein assez longtemps, et ce n'est qu'à la fin, lorsque l'intoxication est avancée, que l'on trouve des irrégularités.

2° *Tube digestif.* — Nous l'avons déjà vu, c'est sur le tube digestif que l'urémie porte ses coups les plus précoces. Les vomissements constituent le phénomène en général le plus frappant du début de la période urémique. Ils prennent très vite une importance capitale par leur fréquence. On se trouve, en effet, en présence d'une intolérance gastrique absolue. Le malade ne peut pas garder le moindre aliment; il rejette tout : solides et liquides, aussi sa soif est-elle horrible et ne peut-elle être satisfaite. Sa langue est sèche et noire comme celle d'un typhique.

Ces vomissements sont évidemment liés à des phénomènes d'élimination supplémentaire, puisque l'on a trouvé dans quelques cas, celui d'Orlousky en particulier (Obs. 43), que les matières vomies contenaient de l'urée; cette élimination irrite la muqueuse et rend l'estomac absolument intolérant.

Du côté de l'intestin, on peut noter aussi des troubles importants. Quelquefois le malade présente de la diarrhée; la chose est rare, d'après Merklen. On en trouvera cependant quelques exemples dans nos observations (Obs. 25, 35, 40, 43 et 63). Habituellement, c'est la constipation que l'on aura à combattre, constipation absolue à laquelle s'ajoute tout naturellement le météorisme, qui gêne considérablement le malade et constitue un symptôme particulièrement pénible. On trouve signalé dans quelques observations ce fait que la disparition du tympanisme par une abondante émission de gaz précède ou accompagne le retour des urines. Hérard (Obs. 28), par des purgatifs drastiques, arrive à triompher de la constipation; l'anurie cesse. Nous ne voulons pas affirmer là une relation de cause à effet, nous signalons seulement la coïncidence.

3° *Sécrétions.* — Quelques-unes des sécrétions de l'organisme présentent, au moins au début, une suractivité fonctionnelle qui donne lieu à une sorte d'élimination compensatrice.

C'est ainsi que du côté de la peau on constate souvent des sueurs abondantes. Les observations un peu anciennes notent l'odeur urineuse des sueurs. Roberts la conteste; nous l'avons

cependant trouvée signalée dans des observations assez récentes
(Obs. 39 et 15). Ces sueurs sont abondantes, mais ne présentent que rarement le caractère de crise. Cependant, dans un
cas de Ducourneau (Obs. 61), on observa, au 7e jour de l'anurie,
une sueur profuse qui précéda immédiatement le retour des
urines. D'une façon générale, cette sécrétion supplémentaire
se supprime à la fin de la maladie, et on observe souvent une
sécheresse extrême de la peau, qui paraît être d'un fâcheux
présage.

De plus, on observe quelquefois des démangeaisons (Obs. 7 et
55); parfois même des éruptions diverses. Rayer signale, d'après
Civiale, une observation d'anurie calculeuse, accompagnée d'un
gonflement érysipélateux de presque tout le corps. Nous citons
plus loin (Obs. 58) un cas de de Launay, dans lequel on vit
survenir, au 18e jour, un érythème papuleux confluent.

Plus rarement que la sueur, on peut noter de la sialorrhée.
La chose n'est pas fréquente. Nous n'en avons trouvé que peu
d'exemples, entre autres celui de Schwengers (Obs. 36).

A côté de ces faits, il est bon de signaler l'odeur urineuse ou
ammoniacale que présente l'haleine de quelques malades et qui
semble indiquer l'élimination de l'urée par la muqueuse des
voies respiratoires. Cette odeur est parfois très nette et particulièrement pénible. Un malade de Féréol (Obs. 62 et 63) en
était fort incommodé. On en trouvera d'autres exemples dans
les cas d'Orlousky, de Bell et de Schwengers (Obs. 43, 39
et 36).

4° *Voies respiratoires.* — Au début, la respiration est très peu
modifiée et ne présente que des troubles peu marqués. Les
malades accusent seulement, vers la fin de la période de tolérance, une légère gêne respiratoire avec sensation de « barre
épigastrique », mais sans altération du rhythme.

Peu à peu, à mesure que les progrès de l'urémie s'accusent, la gêne devient plus pénible et les troubles s'accentuent.

La dyspnée se montre alors ; dyspnée que les phénomènes de congestion ou d'œdème, révélés par une auscultation attentive, peuvent quelquefois expliquer, mais qui se produit le plus souvent sans qu'il soit possible de trouver le plus petit signe stéthoscopique.

La respiration devient lente, embarrassée, irrégulière, suspirieuse. On note parfois, en dehors de la dyspnée continue, de véritables accès de suffocation ; d'autres fois, bien qu'assez rarement, en somme, on peut observer le type de Cheyne-Stockes. Enfin, l'empoisonneme t urémique faisant des progrès, le malade ne respire plus que de loin en loin ; il semble, ainsi qu'on l'a dit, qu'il succombe, par suite de « l'impuissance progressive, d'une véritable paralysie de ses muscles inspirateurs ».

5° *Système nerveux*. — Le système nerveux demande à être interrogé d'une manière très attentive, parce qu'il est tout spécialement frappé par l'empoisonnement urémique, et qu'il présente des symptômes caractéristiques, mais souvent silencieux, qu'il faut savoir rechercher.

Les malades se plaignent parfois de douleurs vagues et de sensations particulières qui montrent bien l'atteinte portée au système nerveux. Les auteurs ont en général omis de parler de ces faits dans leurs descriptions, mais comme on les trouve notés dans de nombreuses observations, nous avons cru bon d'en dire quelques mots.

De tous ces phénomènes, c'est la céphalée que nous avons vu le plus souvent signaler ; elle nous paraît être un fait à peu près constant et avec lequel il faut compter au point de vue du pronostic. Ailleurs, c'est une « impression de paralysie douloureuse • des membres inférieurs (Obs. 7); dans un autre cas, c'est une sensation continuelle de froid, avec • douleurs intolérables aux genoux et aux mollets • (Obs. 49); dans un autre, enfin, ce sont des crampes (Obs. 43).

A côté de ces symptômes variables avec les sujets, on en observe d'autres vraiment caractéristiques qui méritent l'attention du clinicien et qu'il faut au besoin savoir rechercher.

Nous voulons parler des tressaillements musculaires et du rétrécissement pupillaire.

Un des premiers symptômes de l'urémie confirmée est, à coup sûr, le tressaillement musculaire. Ces « tressaillements et tiraillements », pour me servir de l'expression de Roberts, qui a tout particulièrement attiré l'attention sur eux, ont lieu surtout aux membres et au tronc; ils peuvent toutefois survenir à la face (Obs. 52, 55, 60). Au début, c'est pendant le sommeil, et exclusivement pendant le sommeil, qu'on les observe. Ce phénomène, que l'on n'a pas mis en lumière, se trouve noté dans un certain nombre de cas (Obs. 39, 55); il me paraît avoir de l'importance. Ces tressaillements étant un des premiers signes de l'urémie confirmée, il faudra, pour les saisir pour ainsi dire à leur début, surveiller attentivement le sommeil de ses malades.

Le rétrécissement pupillaire est la règle. La pupille devient rapidement punctiforme et ne réagit plus à aucune excitation. Signalons en passant un fait de dilatation pupillaire, le seul que nous ayons trouvé (cas de Féréol, Obs. 62).

Des hoquets ne tardent pas à survenir et sont pour le malade une gêne atroce, d'autant que rien ne peut arriver à les combattre et qu'ils deviennent à chaque instant plus fréquents et plus pénibles.

Les phénomènes que l'on observe du côté de l'intelligence et de l'habitus extérieur des anuriques présentent un très grand intérêt.

Ce qui domine, c'est l'affaiblissement progressif, un affaiblissement qui va croissant d'une façon continue, dont le malade a conscience et contre lequel il cherche vainement à réagir. Il en est qui, refusant de se coucher, passent leurs derniers moments dans un fauteuil, essaient même de marcher pour lutter contre ce sentiment de lourdeur qui grandit sans cesse.

Quant à l'intelligence proprement dite, elle est quelquefois absolument normale. C'est ce qui paraît s'être passé dans le cas de Weber (Obs. 7). Mais la chose, il faut bien le dire, est rare.

Tout aussi rares sont des phénomènes à grand fracas rappelant ceux que l'on peut observer dans l'urémie de la néphrite aiguë et dans l'urémie du mal de Bright. On note assez souvent du subdélire, du délire tranquille, très exceptionnellement du délire bruyant, et le cas de de Launay, dans lequel le malade, un homme de trente-sept ans, voulait se jeter par la fenêtre, constitue une exception.

Ce qu'il est de règle d'observer, c'est une diminution de l'intelligence qui se produit de la façon suivante :

Nos anuriques sont comme obnubilés, ils deviennent indifférents, absolument séparés du monde extérieur dont ils ne se préoccupent nullement. Ils sont plongés dans un demi-sommeil, pendant lequel ils peuvent avoir du délire, des hallucinations et dont il est facile de les faire sortir par des excitations plus ou moins vives, suivant la plus ou moins grande gravité de leur état. Arrachés à cette sorte d'hébétude, ils se ressaisissent immédiatement, semblent recouvrer toute leur intelligence, et tel malade qui somnolait ou divaguait tranquillement une minute auparavant, devient immédiatement capable de répondre avec un parfait jugement aux questions qu'on lui pose, ou même de traiter des affaires (Obs. 22). Puis, peu à peu, si l'on cesse de le tenir en éveil, le malade redevient indifférent à ce qui l'entoure et retombe dans la somnolence, pour en sortir soit sous l'influence d'une nouvelle excitation, soit spontanément. Car les réveils en sursaut se retrouvent très souvent dans l'anurie calculeuse. Alors le malade se tourne, se retourne, se plaint d'un malaise inexprimable, d'une anxiété angoissante, il a quelques minutes d'excitation et retombe à nouveau dans la torpeur dont il sera de plus en plus difficile de le tirer.

Assez souvent, il a jusqu'à la dernière minute de ces moments d'intelligence absolue et de conscience parfaite; quelquefois du coma ou des convulsions apparaissent, avant-coureurs immédiats de la mort.

La *température* centrale ne tarde pas à subir l'influence de l'intoxication de l'organisme. Elle baisse et tombe à 36° 6, 36° 4 dans le rectum. C'est la règle, bien que l'on ait signalé un cas d'hyperthermie.

Nous donnons ci-après une observation détaillée de Roberts, parce qu'elle offre un cas type de mort par anurie calculeuse.

OBSERVATION

Anurie calculeuse de neuf jours. — Urémie. — Mort. — Lésion ancienne du rein gauche. — Occlusion du rein droit.

ROBERTS. (*On urinary and renal diseases.*)

Homme de cinquante-neuf ans, robuste, de taille élevée, ayant souffert quatre années auparavant de coliques néphrétiques du côté gauche. Après plusieurs semaines de souffrances, deux calculs d'acide urique avaient été rendus, puis tout s'était calmé.

Après quatre années de bonne santé, le malade fut saisi un matin, sans cause déterminée, d'une douleur soudaine dans la région rénale droite et aussi d'une violente envie d'uriner. La douleur et le besoin impérieux d'uriner continuèrent jusque dans l'après-midi. Toute la journée le malade rendit, à de courts intervalles, de petites quantités d'une urine sanglante, s'élevant en tout à environ une demi-pinte. Pendant tout ce jour l'estomac se montra très irritable. Enfin, vers le soir, l'écoulement de l'urine cessa complètement et la douleur diminua.

Je vis le malade pour la première fois environ cinquante heures après le début de la suppression. J'étais assisté de M. Greenhod, de New-Mills. Depuis, je vis le malade chaque jour jusqu'à la mort, qui arriva neuf jours et quelques heures après l'arrêt de l'écoulement d'urine. Durant tout ce temps, le malade n'urina qu'une seule fois, le quatrième jour, et il rendit alors 2 onces d'urine. Après la mort, la vessie fut trouvée vide. L'aspect de l'urine était tout à fait caractéristique d'une suppression par oblitération. Densité, 1,010; elle contenait un peu de sang et aussi quelques traces d'albumine. L'urine ayant déposé, elle présentait une couleur jaune pâle, analogue à celle de la paille. Le dépôt contenait, outre des globules sanguins, un grand nombre de cellules épithéliales modifiées et ressemblant à celles des cavités du rein.

Le cas observé avec beaucoup de soin, pendant toute sa durée, peut être présenté comme un type de mort par anurie. Le Dr Garrod, mandé de Londres, se joignit à nous le cinquième jour de la suppression. Les six premiers jours, les symptômes furent étonnamment bénins, et c'est à peine si l'on pouvait soupçonner que l'une des plus importantes fonctions de l'organisme se trouvait supprimée. La force musculaire avait bien diminué, le sommeil laissait à désirer, mais le malade était calme. Sa langue, sa peau et ses pupilles étaient normales. Il n'y avait eu qu'un peu de nausées et pas de vomissements après le quatrième jour; l'intelligence n'était nullement obscurcie. La respiration ni la sueur n'exhalaient aucune odeur urineuse ou ammoniacale. Pouls plein, 72 pulsations; respiration, 24; température s'écartant à peine de la normale. Pas d'envie d'uriner. A peine un peu de douleur et de sensibilité dans la région rénale droite; le malade continue à s'alimenter convenablement.

Le septième jour, les symptômes caractéristiques de la suppression commencent à se montrer. Quelques légers tressaillements et tiraillements du tronc et des membres; la langue commence à se dessécher.

L'insomnie marquée dans la première période devient de plus en plus pénible. Assoupissement de courte durée, tressaillements dans cet état comme dans l'état de veille.

Le malade s'alimente convenablement. Ni vomissements, ni soif; passagèrement quelques nausées.

Le huitième jour, le malade était encore calme, son intelligence n'était pas obscurcie et il ne témoignait pas d'indifférence lorsqu'il était bien éveillé; mais si on l'abandonnait à lui-même, il retombait constamment dans son état d'agitation et d'assoupissement, de réveils en sursaut. Les contractions musculaires étaient plus marquées que la veille; la faiblesse musculaire avait considérablement augmenté; cependant le patient peut se lever, s'habiller et passer ainsi une heure et demie dans sa chambre à coucher.

Pupilles normales. Alimentation assez satisfaisante : un quart de lait, du chocolat, du pain et du beurre, du gâteau de riz. Depuis le commencement de la maladie des sueurs profuses avaient été obtenues au moyen de bains chauds. Ni nausées, ni vomissements. On remarque ce jour-là dans la respiration un caractère suspirieux qui ne fait que s'accroître de plus en plus jusqu'à la mort. La température commence à diminuer.

Le neuvième jour, grand changement, mais en pis. Insomnie et agitation de plus en plus inquiétantes. Contractions musculaires répétées et intenses. Langue et bouche entièrement sèches. Pupilles très resserrées, mais encore un peu sensibles à la lumière. Soif, perte d'appétit. Faiblesse si grande, que le malade ne peut faire un pas sans le secours de deux personnes; on avait dû le porter dans le bain. Nausées non persistantes, mais vomissements provoqués par l'ingestion d'une poudre de jalap. Quoique l'intelligence fût nette, lorsqu'il était réveillé (il traitait de ses affaires avec un homme de loi), il devenait tout à fait indifférent si on le laissait dans le calme et tombait rapidement dans un état d'assoupissement, la bouche ouverte, la mâchoire demi-tombante; respiration suspirieuse avec une longue pause entre l'expiration et l'inspiration.

Le dixième jour, à une heure de l'après-midi, mort du malade. La maladie avait duré un peu plus de neuf jours à partir du début de la suppression. Deux onces seulement d'une urine très claire avaient été rendues pendant tout cet intervalle.

Les accidents qui marquèrent la terminaison fatale furent des plus pénibles. Augmentation extrême de la faiblesse; nuit presque sans repos. Le malade était sans cesse sur pieds pour aller à la selle, mais ne put rendre qu'un peu de mucus.

Augmentation de la soif, de la sécheresse de la bouche et des convulsions. A six heures du matin, respiration très embarrassée, menace de suffocation. Le malade prie instamment qu'on l'assoie sur le bord du lit. Eructations nombreuses et intenses qui amènent un grand soulagement. Après deux heures le malade se couchait, mais la tête très élevée. Les jambes étaient devenues complètement impuissantes ; il disait qu'il ne les sentait plus. A neuf heures, pouls à 80 ; respiration 15, très laborieuse et interrompue. Pupilles très fortement contractées. Tressaillements incessants dans tout le corps et dans les membres.

La respiration devient plus embarrassée. On soulève le malade sur le bord du lit, puis on le porte dans son fauteuil. Les forces diminuent de plus en plus, la respiration devient de plus en plus difficile ; le malaise et l'inquiétude augmentent ; assoupissement, puis réveil en sursaut. Le malade reste dans son fauteuil jusqu'à une heure après midi ; à ce moment, il se laisse glisser ; on veut l'aider à se relever, il demande à ce qu'on lui frictionne les mains et retombe sans vie. Ni coma, ni convulsions. La nuit, il semblait en proie au délire, mais si on le réveillait, on le retrouvait conscient et avec une intelligence intacte. La respiration avait présenté, dans les derniers jours, un caractère particulier qui s'accentua à mesure que la mort approchait. Inspiration de plus en plus prolongée et laborieuse ; expiration plus courte et plus suspirieuse ; pause prolongée entre elles. La difficulté de la respiration, qui paraît avoir été la cause déterminante de la mort, était évidemment due à l'affaiblissement de puissance des muscles inspirateurs.

L'autopsie fut limitée à l'abdomen. Tous les organes étaient sains, sauf les reins et les urétères. Le rein droit était augmenté de volume et pesait environ 11 onces et demie. Sa surface était parsemée de nombreux points ecchymotiques. Elle était, ainsi que la surface de section, pâle, anémiée ; ce qui contraste fortement avec le rein de couleur sombre, presque noir, trouvé dans d'autres observations. Les cavités du rein et l'urétère ne présentaient pas la moindre dilatation ; ils contenaient environ deux cuillerées à thé d'une urine sanglante. On trouva dans la partie inférieure de l'urétère un petit calcul d'acide urique solidement fixé à sa paroi, juste au-dessus du point où le canal s'abouche dans la vessie. Il avait à peu près la forme et la taille d'un grain de chènevis et pesait 1 grain 1/3.

Le rein gauche était complètement détruit. On trouva à sa place un sac lobulé, à peu près de même dimension qu'un rein normal. A la coupe, il s'en échappa environ 5 onces d'un liquide d'un blanc opaque tout à fait analogue à du lait frais. Ce liquide, d'aspect singulier, conserva sa ressemblance avec du lait, même au bout d'un long temps. On constata qu'il était

formé de myriades d'aiguilles d'urate de soude, nageant dans un liquide très
riche en albumine. Les parois du sac ressemblaient à une peau molle, d'une
ou deux lignes d'épaisseur, tout à fait dépourvues de structure analogue à
celle du tissu rénal. La cause de la lésion fut trouvée à l'origine de l'uretère,
et l'on trouva un calcul d'acide urique du poids de 52 grains, obstruant
complètement son calibre. Le reste du canal était libre et normal.

La vessie était vide et saine. Le corps était bien conservé et n'exhalait ni
odeur urineuse, ni odeur ammoniacale.

II. — Marche. — Durée. — Terminaison.

La marche ordinaire de l'affection est celle que nous venons
de décrire. Après une période de tolérance dont la durée, absolument variable du reste, et dans des proportions énormes, nous
parait être en moyenne de 5 à 6 jours, le malade passe dans une
période intermédiaire, puis dans une phase urémique qui le
conduit assez rapidement à la mort : c'est la terminaison la plus
fréquente et de beaucoup.

Quelques chiffres le prouveront surabondamment.

Sur 50 cas, Merklen n'a observé que 9 survies, soit une mortalité de 82 0/0.

Sur 56, Legueu en a noté 16, soit une mortalité de 71.42 0/0.

Sur 68 cas que j'ai pu réunir, j'ai enregistré 46 morts et
22 survies, soit une mortalité de 67.64 0/0.

Il est bien évident que je n'ai eu en vue que les cas traités
médicalement et que j'ai soigneusement mis de côté pour les
envisager à part, ceux dans lesquels une intervention chirurgicale a été tentée.

Etudions donc d'un peu plus près le mode ordinaire de
terminaison et tirons des faits quelques conclusions.

A quelle date se produit la mort?

Sur les 40 faits de Legueu, elle est survenue :

1 fois au 4e jour.			2 fois au 15e jour.		
3	—	5e —	1	—	16e —
2	—	6e —	1	—	18e —
1	—	7e —	2	—	20e —
3	.	8e —	1	—	22e —
2	—	9e —	1	—	23e —
5	—	10e —	1	—	25e —
1	—	11e —	9 fois à une date indé-		
2	—	12e —	terminée.		
2	—	13e —			

Sur les 46 faits de mort que j'ai recueillis, la terminaison funeste est survenue :

1 fois au 3e jour.			5 fois au 15e jour.		
1	—	5e —	1	—	16e —
2	—	6e —	1	—	17e —
2	—	7e —	1	—	18e —
3	—	8e —	1	—	19e —
4	—	9e —	1	—	22e —
6	—	10e —	1	—	23e —
3	—	11e —	2	—	25e —
2	—	12e —	8 fois à une date indé-		
1	—	13e —	terminée.		

Il faut bien le savoir, et c'est à juste titre que Merklen insiste sur ce fait, les décharges urinaires ainsi que la formation d'une hydronéphrose influent d'une façon très importante pour recu- ler les accidents urémiques d'abord (nous en avons dit un mot au sujet de la durée de la période de tolérance), la terminaison fatale ensuite.

On a dit que dans les cas d'hydronéphrose, avec ou sans décharges urinaires, l'anurie n'était en somme qu'une rétention d'urine dans une vessie supplémentaire représentée par l'urétère et le bassinet, et on a cherché à expliquer par là la longue survie des malades. Le mot n'est pas juste; il n'y a pas que rétention. Le liquide accumulé en deçà de l'obstacle gêne considérablement la sécrétion urinaire par la pression qu'elle exerce sur les éléments du rein, et l'urine retenue n'est qu'une urine imparfaite, très pauvre en urée et en principes excrémentitiels.

Quel que soit le mécanisme, le fait clinique est vrai; les décharges urinaires, j'entends les décharges un peu importantes, la formation d'une hydronéphrose prolongent et quelquefois de beaucoup la vie des malades.

Si les auteurs ont cherché à savoir à quelle date arrivait la mort, à partir du début de l'anurie, ils ne se sont pas demandés à quelle date elle survenait à partir du début des accidents urémiques. C'est cependant là, au point de vue du pronostic, une question intéressante. Nous avons cherché à fixer cette date; mais il est souvent difficile, à la lecture d'une observation, quelquefois très laconique, de savoir où commencent les premiers signes de l'urémie. Les chiffres que nous donnons ci-dessous sont donc approximatifs; tels qu'ils sont, ils peuvent cependant avoir une certaine importance. Cette détermination, même approximative, n'a été possible que 22 fois. Dans ces 22 cas, la mort est arrivée :

3 fois avant l'urémie.
4 fois au 1er jour de l'urémie.
3 — 2e — —
2 — 3e — —
1 — 4e — —
2 — 5e — —

1 fois au 6ᵉ jour de l'urémie.
1 — 7ᵉ — —
2 — 9ᵉ — —
1 — 12ᵉ — —
2 — 13ᵉ — —

On le voit, la terminaison fatale peut survenir avant le début des accidents urémiques; la chose n'est pas fréquente, mais il faut en tenir compte au point de vue du pronostic. Dans la grande majorité des cas, elle survient assez vite après l'urémie confirmée, 1, 2, 3 jours après le début des accidents. Quelques cas semblent faire exception à cette règle. Si on les examine de plus près, on voit d'abord que dans l'observation 6 (9 jours de survie après le début de l'urémie) cette survie s'explique par une débâcle; il en est de même dans l'observation 47 (survie de 13 jours). Dans les autres cas où l'on note la mort assez longtemps après la fin de la période de tolérance, en analysant d'un peu près les choses, on s'aperçoit que s'il y a urémie, c'est urémie gastro-intestinale; les phénomènes nerveux n'arrivent que plus tard, et d'une façon générale la mort les suit d'assez près.

On pourrait donc modifier la formule donnée plus haut : la mort survient au 2ᵉ ou 3ᵉ jour de l'urémie de la façon suivante : la mort survient au 2ᵉ ou 3ᵉ jour des troubles nerveux.

Ce sont eux qui constituent les signes vraiment importants, en particulier les tressaillements musculaires. Quand on les constate nettement, l'issue fatale est, dans l'immense majorité des cas, assez proche.

Après avoir vu à quelle époque survient la mort, étudions en quelques lignes comment elle survient.

En général, le malade meurt d'urémie le plus souvent en pleine connaissance, semblant succomber « par suite de l'impuissance progressive, d'une véritable paralysie de ses muscles respirateurs ». Plus rarement il est enlevé par une crise convulsive, par un accès de suffocation, où il s'éteint dans le coma.

Ces terminaisons, les seules que signalent les auteurs, ne sont pas les seules que l'on rencontre.

Nous ne parlerons pas de la mort par perforation du bassinet distendu. C'est un fait exceptionnel.

Exceptionnelle aussi la mort dans un accès d'angine de poitrine signalée par Féréol (Obs. 63).

Pour lui, cette terminaison serait plus fréquente qu'on ne le croit; mais les malades, moins intelligents en général que celui dont il s'agit, ne mettent pas le médecin sur la voie du diagnostic et l'angine de poitrine reste dès lors méconnue. Je livre l'hypothèse pour ce qu'elle vaut; ce n'est après tout qu'une hypothèse.

Bien plus fréquente est une terminaison que l'on s'étonne de ne pas voir signaler par les auteurs; nous voulons parler de la mort subite dont nous avons pu réunir 6 cas.

Il est bon de savoir que la syncope mortelle peut se produire en pleine période de tolérance (Obs. 50 et 64), et qu'en général les malades qui sont brusquement emportés présentent encore, au moins en général, bien peu de signes urémiques, et qu'ils semblent éloignés de l'issue fatale (Obs. 39, 52, 56 et 67). C'est le plus souvent à l'occasion d'un mouvement (action de monter ou de s'asseoir sur le lit, effort pour uriner) que se produit l'accident.

Disons enfin, pour terminer, que bien que le retour de l'urine soit un excellent signe pronostique, on a vu (Obs. 48) la mort se produire 5 jours après le rétablissement de la sécrétion urinaire.

Voilà, étudiée avec quelques détails, la terminaison malheureusement la plus fréquente de l'anurie calculeuse.

La mort cependant n'est fort heureusement pas fatale et la guérison survient quelquefois. A quel moment l'observe-t-on de préférence? D'après Legueu, elle survient :

1 fois au 3e jour.			1 fois au 13e jour.	
2 — 5e —			1 — 15e —	
3 — 8e —			1 — 20e —	
3 — 9e —			2 fois à une date indé-	
2 — 10e —			terminée.	

D'après ma statistique personnelle, l'issue heureuse est survenue :

1 fois au 1er jour.			1 fois au 11e jour.	
1 — 4e —			1 — 13e —	
3 — 5e —			1 — 14e —	
1 — 6e —			1 — 15e —	
1 — 7e —			1 — 20e —	
4 — 8e —			4 fois à une date indé-	
1 — 9e —			terminée.	
1 — 10e —				

Peut-on guérir lorsque les phénomènes urémiques sont déjà déclarés? Le dépouillement des observations que j'ai réunies le prouve.

Assez souvent c'est en pleine période de tolérance que la guérison s'affectue.

Mais dans les observations citées plus loin on la trouve notée :

1 fois au 3' jour de l'urémie (Obs. 46).
1 — 4' — (Obs. 55).
1 — 5' — (Obs. 25).
1 — 6' — (Obs. 16).
1 — 8' — (Obs. 30).
1 — 11' — (Obs. 9).

Si l'on jette les yeux sur le détail des observations en question, l'on verra que ce sont les troubles gastro-intestinaux qui dominent et que les troubles nerveux y sont ou nuls ou relativement peu accentués. L'observation 55 fait cependant exception à la règle que nous avons établie, et presque dès le début on y note des tressaillements musculaires, des phénomènes pupillaires et autres troubles graves du système nerveux. Malgré cette exception, l'on peut dire que la guérison ne survient que rarement dans la période d'urémie confirmée, surtout lorsqu'ont éclaté les troubles nerveux.

Quoi qu'il en soit et à quelque moment que survienne l'issue heureuse, elle est annoncée par quelques phénomènes intéressants. Les douleurs du début, qui s'étaient en général calmées pendant toute la durée de l'anurie, peuvent reparaitre et le malade peut avoir la sensation de la migration du calcul vers la vessie.

La constipation fait souvent place à une diarrhée profuse du meilleur augure.

Enfin et surtout, l'on note constamment une polyurie extrêmement importante. Le malade émet à de courts intervalles un, deux et même plusieurs litres d'une urine très pâle, dans laquelle on peut trouver au début quelques caillots de sang et aussi le calcul qui obstruait l'uretère.

Cette polyurie peut durer plusieurs jours, elle peut être assez fréquemment accompagnée d'albuminurie ; Merklen l'a notée deux fois. Cette albuminurie, d'ailleurs peu intense, dure en général autant que la polyurie elle-même. Elle est due, soit à la congestion active du rein sous l'influence du retour de la sécrétion urinaire, soit aux lésions qu'a produites du côté de l'épithelium rénal la pression qu'il a supportée pendant la période d'anurie.

CHAPITRE VI

Diagnostic.

SOMMAIRE

I. Y a-t-il anurie ? — Diagnostic en général facile.

II. A-t-on affaire a de l'anurie calculeuse ? — Quelquefois le diagnostic s'impose ; d'autres fois, il ne peut se faire qu'après un examen physique soigneux ; dans d'autres cas seulement par exclusion ; anuries qui peuvent être confondues avec l'anurie calculeuse.

III. Quel est le coté obstrué récemment ? — Interrogatoire minutieux sur le début de l'anurie. Recherche des antécédents (diverses hypothèses qui peuvent se présenter). Examen physique. Divers procédés d'exploration. *a)* Moyens non sanglants : palpation ; exploration par le rectum, le vagin, l'urètre dilaté ; cathétérisme des uretères ; procédé d'Harrison. *b)* Moyens sanglants : taille ; laparotomie ; incision de la ligature de l'iliaque ; incision lombaire.

Ainsi que le fait remarquer très justement Laguens, soit que la symptomatologie de l'anurie calculeuse ait paru aux auteurs suffisamment nette pour ne pas permettre l'erreur, soit que l'insuffisance des moyens thérapeutiques mis en œuvre les ait découragés, le diagnostic de cette affection est en général laissé de côté. Merklen n'en dit rien. Le Dentu en parle à peine, et il faut arriver aux travaux de notre maître M. Pousson pour avoir sur ce sujet quelques renseignements.

Le premier point consiste à établir qu'il y a anurie et non

rétention d'urine; nous n'insistons pas sur ce sujet; le cathétérisme lèverait promptement les doutes. S'il y a anurie, de
quelle nature est-elle? Pour trancher la question, c'est à un
interrogatoire minutieux en même temps qu'à un examen
consciencieux du malade qu'il faut avoir recours.

Le plus généralement, comme nous l'avons dit en parlant de
l'étiologie, le malade est un calculeux avéré qui n'en est pas à ses
débuts en matière de lithiase. Il a eu des coliques néphrétiques,
il a expulsé des calculs et, tout dernièrement, à la suite d'une
nouvelle colique, d'une douleur rénale ou d'un autre signe de
lithiase, l'anurie s'est montrée. Dans ces cas qui sont de beaucoup les plus fréquents, le diagnostic est aisé.

Il n'en est malheureusement pas toujours ainsi, et nous
citerons des faits où l'anurie apparaît sans douleur, frappant
brusquement le malade; dans ces cas, les antécédents peuvent
encore être d'une utilité incontestable et mettre sur la voie du
diagnostic. Il n'en est plus de même, lorsque la suppression de
la sécrétion urinaire se montre chez un sujet dont l'histoire est
indemne de tout phénomène lithiasique.

Ces cas, pour n'être pas fréquents, n'en méritent pas moins
l'attention. C'est alors que l'examen objectif du malade acquiert
une importance toute particulière. Nous en donnerons plus tard
les procédés.

C'est alors aussi que l'on en est réduit à un diagnostic par
exclusion et je suis ainsi amené à passer très rapidement en
revue les différentes espèces d'anurie.

Je rappellerai seulement pour mémoire : les anuries toxiques,
l'anurie traumatique, l'anurie des maladies générales (scarlatine,
diphtérie, fièvre jaune, ictère grave, choléra) et l'anurie de
certaines affections gastro-intestinales (dyssenterie grave, cancer
de l'estomac, péritonite, obstruction intestinale). En général, le
diagnostic différentiel ne sera pas longtemps hésitant.

L'anurie des néphrites peut survenir dans deux conditions : 1° à la période terminale du mal de Bright, et alors précédée comme elle l'aura été de tous les symptômes caractéristiques du brightisme, elle n'arrêtera guère le praticien ; 2° au début d'une néphrite parenchymateuse aiguë, et alors elle sera accompagnée de fièvre et de phénomènes généraux graves (diarrhée, vomissements...) qui manquent dans l'anurie calculeuse, ou au moins ne s'observent que plus tard.

L'anurie qui résulte de la compression des urétères par une tumeur abdominale ou pelvienne se rapproche par certains côtés, au point de vue du mécanisme, de l'anurie calculeuse et se range avec elle dans la classe des anuries par obstruction, mais elle s'en distingue cliniquement d'une façon très nette par les caractères suivants : début lent, diminution progressive de la sécrétion urinaire, dilatation au-dessus de l'obstacle, hydronéphrose fréquente. Tout cela, sans compter les signes résultant de la tumeur elle-même.

L'anurie hystérique prêtera peut-être un peu plus à la confusion. C'est qu'en effet, on trouve chez les hystériques des douleurs variées : névralgie lombo-abdominale, rachialgie, ovaralgie, cystalgie et même douleurs rénales qu'il sera souvent difficile de différencier des phénomènes douloureux qui précèdent et accompagnent l'anurie calculeuse.

Cependant il suffit, dans l'immense majorité des cas, d'être prévenu de la possibilité d'une erreur pour ne pas la commettre.

L'anurie hystérique présente, en effet, d'après Charcot, quelques caractères particuliers qui la font reconnaître : « Son début est graduel ; elle est interrompue de temps en temps par l'émission de quelques petites quantités d'urine ; sa durée ne dépasse pas 10 jours ; les produits de désassimilation, l'urée, en particulier, ne se trouvent pas en plus grande quantité dans le sang, et enfin elle a pour point de départ d'autres phénomêmes hystériques ou elle coïncide avec eux. « C'est ainsi que l'on apprendra que l'anurie est survenue à la suite ou à l'occasion d'une contracture, d'une paralysie, d'une crise caractéristique, et l'examen attentif de la malade montrera que l'on a affaire à une hystérique.

Cette anurie pourra donc faire hésiter parfois quelques instants le diagnostic; l'hésitation ne sera jamais, croyons-nous, de très longue durée.

Plus difficile à distinguer de beaucoup est l'anurie goutteuse. Elle est due à l'encombrement des tubuli par des cristaux d'acide urique ou d'urate de soude; mais bien souvent en même temps que les petites concrétions des tubes du rein se sont formées des concrétions plus volumineuses qui obstruent en même temps l'un des urétères; on a alors à la fois anurie goutteuse et anurie calculeuse. Du reste, la marche de cette anurie goutteuse est la même que celle de l'anurie calculeuse; les symptômes douloureux peuvent être identiques, et je ne vois pas trop sur quoi se baserait un diagnostic différentiel sérieux. Tout au plus peut-on trouver quelques signes de présomption. Chez un goutteux invétéré n'ayant eu que peu ou pas de phénomènes rénaux, on songera de préférence à l'anurie goutteuse; mais goutte et lithiase rénale sont sœurs, et nous avons vu qu'il existe des malades ayant de l'anurie calculeuse sans avoir jamais présenté d'autres signes que des phénomènes de nutrition retardante.

Un assez bon symptôme peut être tiré de l'examen des urines que rendent parfois les malades en très petite quantité au cours de leur crise. Dans l'anurie calculeuse, cette urine est pâle, décolorée, pauvre en principes excrémentitiels; dans l'anurie goutteuse, au contraire, elle est colorée et abandonne des dépôts d'acide urique.

On le voit, le plus souvent le diagnostic nosologique n'est

pas très difficile, mais il est d'autres renseignements que l'on doit rechercher pour établir une thérapeutique rationnelle, c'est tout d'abord le côté obstrué, et si possible l'état de l'autre rein.

Ici encore l'interrogatoire du malade peut rendre de très grands services.

C'est presque toujours, on l'a vu, à la suite d'une colique néphrétique, ou au moins d'une douleur rénale, que commence la crise d'anurie ; aussi le médecin devra-t-il s'enquérir avec soin du siège de cette douleur. Le côté douloureux aura bien des chances d'être le côté obstrué. Il y a même des malades qui ont à ce sujet des sensations particulièrement précises et qui peuvent même dire à quel niveau est arrêté le calcul. On pourra aussi diagnostiquer, par l'interrogatoire, une oblitération double qui aura pu se faire à quelques heures ou quelques jours d'intervalle, et qui se sera traduite par une douleur plus ou moins vive, siégeant successivement sur le trajet de chacun des uretères. La lecture des observations que nous avons réunies montrera d'assez nombreux exemples de ces cas.

Ce n'est pas seulement sur la dernière crise qu'il faut interroger les malades, mais sur les crises antérieures. Le médecin recueillera ainsi des renseignements intéressants. Il apprendra, par exemple, qu'un rein, après une colique néphrétique, a brusquement cessé d'être douloureux, et que depuis ce jour les crises ont eu lieu toujours du côté opposé. Dans ces circonstances, il est bien probable que le rein devenu silencieux est resté définitivement obstrué et qu'il a été physiologiquement supprimé.

Ou bien le malade n'aura jamais éprouvé de douleur d'un côté. Le rein de ce côté a bien des chances pour être congénitalement absent ou pour avoir été détruit par une affection silencieuse : kyste hydatique, par exemple; mais si l'anurie débute sans douleur, si le malade, déjà intoxiqué, ne donne que des renseignements peu précis, on ne pourra, par l'interrogatoire, arriver à un diagnostic ferme. Heureusement, l'examen objectif, qui doit toujours être fait minutieusement, même quand les antécédents sont très nets et semblent ne pouvoir laisser place au doute, pourra souvent trancher la question si importante du siège du calcul.

Nous allons très brièvement tracer les préceptes à suivre dans cet examen.

De tous les procédés mis en œuvre, un seul nous semble réellement pratique et applicable à tous les cas, c'est la palpation des uretères et des reins; aussi décrirons-nous un peu légèrement tous les autres, renvoyant les lecteurs qui désireraient sur cette question de plus amples détails à la Thèse de Laguens (Th. de Bordeaux, 1889).

Les procédés d'exploration de l'uretère peuvent être divisés en deux catégories : a) procédés qui ne réclament aucune intervention sanglante; b) ceux qui exigent tout au moins une incision préalable.

Le premier de tous est la palpation de l'uretère.

Le mode opératoire est simple. Quelques précautions préalables sont indispensables : d'abord, il faudra débarrasser les intestins des matières fécales qui pourraient l'obstruer et gêner l'examen. Des purgatifs seront donnés à cet effet; ils trouveront souvent dans la constipation opiniâtre que présentent les anuriques une seconde indication.

Puis, en priant le malade de s'abandonner le plus possible, de relâcher la paroi abdominale et de respirer librement, on palpera profondément suivant le trajet d'une ligne qui, parallèle à l'axe du corps, coupe l'arcade crurale à l'union de son tiers interne avec ses deux tiers externes, et représente exactement, d'après Tourneur, la direction de l'uretère. Tel est en gros le manuel opératoire à suivre; on le trouvera exposé avec plus de détails dans les Thèses de Tourneur, de Hallé et de Pérez. Ajoutons que le chloroforme sera souvent très utile, parfois même indispensable pour pratiquer une palpation complète. L'anesthésie seule permettra dans quelques cas de déprimer une paroi musculaire que le malade contracterait malgré lui à l'état de veille; mais nous allons voir qu'il est un renseignement qui doit être recueilli avant le sommeil.

Quant aux renseignements que fournit cette palpation, ils sont des plus importants. Quelquefois on arrivera à sentir en un point quelconque du trajet de l'urétère un corps dur, arrondi, qui représente le calcul et à ce point une douleur assez vive; d'autres fois, renseignement moins précieux, sans doute, mais cependant à retenir, on provoquera en un point fixe, toujours le même aux différents moments de l'exploration, une douleur vive qui sera presque suffisante pour indiquer, sinon le siège exact du calcul, tout au moins le côté de l'obstruction.

C'est qu'en effet il faut savoir que l'urétère enflammé est plus sensible au niveau du détroit supérieur, parce qu'on le comprime sur un plan résistant; de plus, il faut aussi se rappeler que la douleur urétérale de la colique néphrétique persiste pendant plusieurs jours après la descente du calcul, qu'elle s'atténue de haut en bas et subsiste encore dans la portion vésicale de l'urétère alors qu'elle a disparu à la portion supérieure.

Ces deux remarques font voir qu'il convient de ne pas regarder comme absolus les renseignements que donne la douleur provoquée au point de vue du siège exact du calcul, mais il faut en tenir le plus grand compte, au moins au point de vue du côté obstrué.

Enfin, en l'absence de douleur provoquée ou en présence d'une douleur abdominale mal limitée, il est un phénomène auquel il faut faire la plus grande attention : je veux parler de la défense musculaire. Ce signe, dont l'importance a été bien mise en lumière par Legueu, lui a permis, dans un cas difficile, de faire un diagnostic exact. Chez son malade, à la palpation de l'urétère on provoquait une douleur peu intense et très mal limitée ; mais du côté gauche, Legueu remarqua que la paroi abdominale se contractait, se défendait pour ainsi dire ; il conclut que c'était à gauche que s'était faite l'obstruction récente; l'événement lui donna raison. L'auteur fait remarquer, à ce sujet, que s'il avait attendu le sommeil chloroformique pour faire le diagnostic, il n'aurait pu recueillir aucun renseignement.

En même temps que la palpation de l'urétère, on ne négligera pas l'examen du rein par les divers procédés (ballottement rénal, procédé du pouce, de Glénard, etc.). L'augmentation du volume de cet organe pourra être utile à constater.

L'exploration de l'urétère dans sa portion abdominal n'est pas suffisante, et ce serait une faute grave que d'omettre l'examen de la portion pelvienne de ce conduit. Cet examen se fait par le toucher rectal chez l'homme, le toucher vaginal chez la femme, et constitue un moyen précieux d'exploration. C'est qu'en effet, ainsi que le démontrent les statistiques et que nous l'apprend l'anatomie pathologique, dans la portion pelvienne des urétères s'arrête assez fréquemment le calcul migrateur.

Nous ne citons que pour mémoire le procédé de Simon, qui est un procédé barbare et que les chirurgiens français n'emploient guère.

Le toucher rectal se fait suivant le manuel opératoire ordinaire, minutieusement décrit par Guyon. Le malade est placé dans le décubitus dorsal et la pulpe de l'index explore tout le champ parcouru par les urétères. La main restée libre déprime la paroi hypogastrique et permet ainsi la palpation bimanuelle. Ici encore le chloroforme pourra être d'un grand secours, il permettra de déprimer plus complètement le périnée et de palper plus profondément le trajet des urétères.

Le toucher vaginal donnera encore des renseignements plus importants, puisque, d'après les recherches de Pawlick et de Sœnger ce conduit peut être ainsi exploré sur une longueur de six à sept centimètres. Pour pratiquer cette palpation, après avoir porté dans le cul-de-sac antérieur du vagin le doigt homonyme de l'urétère à explorer (c'est-à-dire index droit pour urétère droit, index gauche pour urétère gauche), le chirurgien dirigera la pulpe vers l'angle antero-latéral, comme s'il voulait dédoubler le ligament large à travers la paroi vaginale.

L'on pourra ainsi soit provoquer une douleur fixe, nous avons déjà dit plus haut le compte qu'il en faut faire, soit sentir un corps dur représentant l'obstacle qui s'oppose aux cours de l'urine. D'une façon générale, cette sensation est caractéristique et ne trompe guère, et je me borne à citer en passant le cas de Guillet (Obs. 54), dans lequel un point de périurétérite fut pris pour un calcul.

Bien moins pratique malheureusement est le cathétérisme des urétères, qui exige un outillage à part et surtout un tour de main que peut seul avoir un chirurgien très exercé.

Voici ce qu'en disait M. Pousson, il n'y a pas longtemps, dans une communication faite à la Société de médecine de Bordeaux :

« Je ne sache pas que ce cathétérisme ait été pratiquement réglé chez l'homme. Les tentatives de Grunfeld, de Newmann, de Nitze, qui se sont efforcés d'éclairer, à l'aide de leur endoscope ou cystoscope électrique, l'intérieur de la vessie, n'ont pas fait faire un grand pas vers la solution de ce problème. Ce n'est que chez la femme qu'on est parvenu à cathétériser l'urétère sans opération préalable. Simon (d'Heidelberg) est un des premiers chirurgiens qui aient pratiqué cette opération, et encore se servait-il du doigt introduit dans l'urètre dilaté pour guider l'extrémité de la sonde vers le méat urétéral. Depuis, Pawlick

et Warnots se sont ingéniés à trouver des points de repère per-
mettant sans grand tâtonnement l'introduction de sondes appropriées dans l'urétère.

• Voici quel est le manuel opératoire de Pawlick, manuel
accepté par Warnots. Son cathéter consiste en une tige d'un à
deux millimètres de diamètre, canalisée dans toute son étendue
et terminée par une extrémité olivaire mousse. Après avoir
employé pour l'introduire la position genu-pectorale de la
malade, le chirurgien allemand y a renoncé et se sert aujour-
d'hui de la position classique de la taille. Une valve large
déprime la paroi postérieure du vagin et permet de voir la paroi
antérieure sur laquelle se dessinent les repères qui servent à
diriger le bec de la sonde vers l'embouchure des urétères. Ces
repères sont deux sillons qui, commençant au point où finit le
relief de l'urètre sur cette paroi vaginale, vont en divergeant de
façon à figurer un V ouvert du côté du col utérin. Une injection
vésicale modérée (150 à 200 grammes d'eau dans le vessie) est
nécessaire pour rendre évidents ces deux sillons, donner une
certaine fixité au plancher vésical et permettre l'évolution de la
sonde dans le réservoir.

» Toutes ces précautions étant prises, le chirurgien introduit le
cathéter urétéral à travers l'urètre, et arrivé dans la vessie, il
en relève l'extrémité qu'il a en main vers le pubis, de manière
à déprimer le fond vésical. Cette dépression, visible sur la paroi
supérieure du vagin, indique le point où se trouve le bec du
cathéter, qu'il suffit ensuite de faire glisser le long des sillons
divergents précédemment signalés. De légers mouvements de
rotation sont imprimés de temps à autre à l'instrument pendant
cette reptation, de manièrs à ce que son extrémité s'engage dans
le méat urétéral. Une grande liberté de progression en avant de
la sonde et l'impossibilité de la mouvoir dans tous les sens indi-
quent qu'elle s'est engagée dans l'urétère. »

Il est incontestable que si ce mode d'exploration était plus pratique, il rendrait dans le cas d'anurie calculeuse de signalés services, non seulement au point de vue du diagnostic, mais encore du traitement, puisque l'on pourrait aspirer le calcul au moyen de l'instrument dont s'est servi Hurry Fenwick, en Angleterre, pour produire ce qu'il a appelé le cailletage des urétères dans les hématuries profuses d'origine rénale. Mais doit-on perdre un temps précieux en tentatives dont le résultat est au moins très problématique ? Il y a mieux à faire, croyons-nous.

L'endoscopie, qui n'a pas dit son dernier mot, n'a guère facilité le cathétérisme des urétères. Peut-être, employée seule, pourra-t-elle, dans le cas de rein unique et par conséquent d'urétère unique, rendre plus aisé et plus complet le diagnostic; c'est une question à étudier.

A rapprocher du cathétérisme des urétères un procédé dont s'est servi deux fois avec succès Reginald Harrison pour débarrasser les bassinets et les urétères des calculs qui les encombraient sans les oblitérer complètement. Voici en quoi il consista : « Le chirurgien anglais, après avoir rempli la vessie d'eau tiède, l'y maintint sous une forte pression à l'aide d'un des appareils utilisés dans la litholapaxie. Le liquide passa de cette manière dans les urétères et jusque dans les bassinets, ainsi que l'attestèrent les sensations du malade et la chute dans le réceptacle de l'aspirateur de plusieurs fragments de calculs. Après cette opération, les malades restèrent guéris. Bien que le reflux du liquide de la vessie dans les urétères soit en opposition avec les données de la physiologie, Harrison pense que, dans certaines conditions, la pression des liquides peut mettre en défaut le mode d'abouchement des urétères à la vessie, et il recommande le procédé qui lui a si bien réussi.

Les observations manquent encore pour l'apprécier.

Signalons enfin l'exploration du trigone et de l'embouchure des urétères à travers l'urètre dilaté chez la femme. Cette méthode, préconisée par Simon, pourrait peut-être, dans quelques cas, rendre service au chirurgien.

Désireux, et à juste titre, d'acquérir un diagnostic absolument précis, les chirurgiens ne s'en sont pas tenus aux procédés que nous venons d'indiquer et ils ont cherché dans la médecine opératoire elle-même des moyens de lever leurs doutes.

De ces moyens sanglants, les uns n'ont d'autre but que de rendre précis le diagnostic, les autres ont la prétention de rechercher le siège de l'obstacle et de le lever séance tenante.

Les premiers s'adressent tous à la vessie et à la portion terminale des urétères ; ils ne constituent, en somme, dans l'esprit de leurs auteurs, que le premier temps du cathétérisme des urétères.

C'est pour simplifier ce cathétérisme qu'Emmet et Bozeman ont proposé d'ouvrir la vessie par le vagin et de mettre ainsi à nu sous les yeux de l'opérateur l'embouchure des urétères, et Bozeman vante sans mesure la création d'une ouverture au niveau des angles du trigone (kolpo-urétéro-cystotomie).

On pourrait par là non seulement diagnostiquer la présence d'un calcul, mais encore faciliter sa descente par des lavages et autres moyens.

Actuellement, c'est plutôt par la voie hypogastrique, voie simple et facile, que l'on mettrait à jour les méats urétéraux.

Que faut-il penser de ces moyens de diagnostic? Evidemment la chose est discutable et d'excellents arguments pourraient être mis en avant pour les défendre ou pour les condamner. Pour les défendre, on pourrait dire que la taille hypogastrique est une opération bénigne, que le cathétérisme des urétères peut fournir des renseignements précieux et que la cystotomie d'opération exploratrice peut avantageusement devenir curative au cas, assez fréquent du reste, où le calcul se serait arrêté dans la portion terminale des uretères.

Tout cela est vrai, aussi la taille hypogastrique ne nous déplairait-elle pas comme moyen de diagnostic dans des affections des voies urinaires supérieures laissant au chirurgien quelque répit, mais l'anurie calculeuse demande à être traitée rapidement, elle force la main, et je croirais perdre un temps précieux à pratiquer la taille. Il ne faut pas oublier, en effet, que la cystotomie ne peut devenir curative que dans les cas où le diagnostic de siège a pu en général être fait. Nous avons vu, en effet, que la palpation par le rectum ou le vagin de la portion pelvienne des uretères fournit un moyen d'examen extrêmement précieux et qu'un calcul obstruant la portion terminale de ces conduits n'a guère chance d'échapper à une exploration attentive. Je sais bien que M. Pousson, dans une de ses observations, signale la petitesse extrême du calcul oblitérant l'uretère, et se demande s'il aurait été senti par le toucher rectal. Les calculs présentent, en effet, parfois des dimensions très restreintes, mais si on ne sent pas le calcul lui-même, on peut sentir la paroi rigide, contracturée de l'uretère, on peut, enfin, déterminer une douleur localisée, signe de la plus haute importance.

Parmi les moyens de la seconde classe qui ont la prétention de servir à la fois au diagnostic et au traitement de l'anurie calculeuse, il convient de placer au premier rang la laparotomie médiane destinée à explorer successivement les deux uretères en pénétrant dans la cavité abdominale elle-même. Ce procédé n'est autre que le procédé transpéritonéal que Martin et Thornton ont employé pour explorer les deux reins avant de pratiquer la néphrectomie.

C'est là une méthode que je repousse absolumen   pour bien des raisons. Suivant Czerny, elle donne, lorsqu'il s'agit des reins, des renseignements absolument infidèles, et j'estime qu'appliquée à l'uretère, elle ne donnerait pas des résultats meilleurs. Il suffit, pour s'en convaincre, de songer à la profondeur de ces conduits, aux difficultés que créeraient les intestins obstruant complètement le champ opératoire et aux dangers de l'opération. De plus, ce procédé ne pourrait servir qu'à l'examen de la partie supérieure de l'uretère. J'estime enfin qu'il offrirait une voie trop périlleuse à l'extraction des calculs; j'aurai occasion d'en reparler.

La véritable incision exploratrice de l'uretère est une incision latérale analogue à l'incision de la ligature de l'iliaque primitive. Nous n'en parlons ici que pour mémoire. Elle ne peut, dans l'espèce, être admise sous aucun prétexte; quand les renseignements précis manquent, nous verrons que nous avons une ressource plus précieuse.

L'incision lombaire est assurément un bon moyen d'exploration du rein, du bassinet et de la portion adjacente de l'uretère; malheureusement elle ne s'adresse qu'à un seul côté. Il faut bien remarquer, de plus, que le doigt introduit dans la plaie, quelque direction qu'on lui donne, ne peut atteindre que la portion supérieure du conduit urétéral ; mais si l'incision lombaire n'est pas un moyen de diagnostic parfait, nous verrons plus loin quelle précieuse ressource offre pour le traitement de l'anurie calculeuse la néphrotomie; aussi ne saurions-nous trop conseiller l'*incision lombaire* dans tous les cas où, ayant quelques renseignements sur le côté obstrué, on ignore le siége exact du calcul.

CHAPITRE VII

Traitement.

SOMMAIRE

I. Traitement médical. Traitement prophylactique. Traitement de la crise. Trois indications : *a*) calmer la douleur; *b*) lutter contre l'anurie, soit en dissolvant le calcul (essais infructueux), soit en facilitant sa progression; pour cela, deux ordres de moyens : les uns font cesser le spasme de l'urétère, les autres agissent mécaniquement; *c*) lutter contre l'auto-intoxication par le régime et par les évacuations supplémentaires.

II. Traitement chirurgical. L'intervention chirurgicale est-elle justifiée dans l'anurie calculeuse? Quand faut-il intervenir? Comment faut-il intervenir? — 1° Un mot sur les opérations proposées jusqu'ici : *a*) interventions sur la portion inférieure de l'urétère; *b*) urétérotomies dans la portion abdomino-pelvienne; *c*) pyélotomies; *d*) néphrotomies. La néphrotomie peut être curative ou ne viser qu'à rétablir la sécrétion urinaire sans toucher a l'obstacle. Comment elle agit dans ce cas. Expériences. — 2° De la conduite a tenir dans un cas donné d'anurie calculeuse.

I. — Traitement médical.

L'anurie calculeuse n'étant qu'un des accidents de la lithiase rénale, nous devrions, pour être complet, esquisser le traitement de l'affection primitive, la véritable *prophyllaxie* de l'anurie calculeuse consistant dans le traitement suivi de la lithiase

urinaire. Nous ne faisons que marquer ici cette indication
importante, le médecin la remplira par des moyens appropriés :
régime sévère, médicaments divers. Nous dirons seulement que
M. le professeur agrégé Pousson institue le traitement suivant
dont les malades retirent le plus grand bénéfice :

1° Pendant les dix premiers jours de chaque mois, une dose,
tous les matins, de carbonate de lithine ;

2° Pendant les dix jours suivants, usage de l'eau de Contrexéville ;

3° Pendant les dix derniers jours, de une à quatre cuillerées
de glycérine.

Et ainsi de suite.

Nous avons vu au chapitre « Etiologie » l'importance des
causes provocatrices dans la production d'un accès d'anurie. Il
faudra mettre le malade en garde contre elles : ce sont là des
précautions que nous ne pouvons qu'indiquer.

L'accès d'anurie est constitué : Quels moyens avons-nous
pour le combattre ? Et d'abord quelles indications avons-nous à
remplir ?

Nous devrons :

1° Lutter contre la douleur du début ;

2° Combattre l'anurie en dissolvant le calcul ou en facilitant
sa progression ;

3° Lutter contre l'intoxication.

Reprenons chacune de ces indications.

Lutter contre la douleur du début. — Nous avons à notre
disposition pour le faire tous les médicaments employés dans
la colique néphrétique banale : topiques émollients, ventouses,
onctions belladonées, grands bains tièdes prolongés ; à l'intérieur : belladone, jusquiame, chloral, opium.

Nous avons vu plus haut que la douleur est un phénomène initial et généralement passager, mais il peut se faire qu'elle persiste. C'est dans ces cas surtout qu'il est important de la combattre, non seulement pour soulager le malade, mais encore parce qu'elle entretient un spasme permanent de l'urétère et des parois abdominales, spasme qui a pour effet : d'un côté, de rendre plus complète et plus durable l'obstruction, et de l'autre d'empêcher une palpation sérieuse, pourtant si utile.

Parmi les moyens à employer, nous en recommanderons tout particulièrement trois qui peuvent être mis en œuvre concurremment : onctions belladonées et cataplasmes chauds, grands bains prolongés, injections de morphine. Les injections de morphine nous paraissent être le meilleur mode d'administration de l'opium pour bien des raisons, entre autres, parce qu'il est très rare que les vomissements ne rendent pas sinon impossible, du moins difficile, l'ingestion de médicaments.

Combattre l'anurie en faisant disparaître l'obstacle. — En présence de calculs rénaux, on devait évidemment tenter de les dissoudre ; cette idée, très naturelle, bien des médecins l'ont eue, et l'on a trouvé des substances capables de dissoudre « in vitro » l'acide urique, substances telles que la pipérazine et mieux encore la lysidine. Des expériences précises ont montré à Mendelsohn que, dans un milieu aqueux, la lysidine, par exemple, dissout un calcul urique, mais que l'addition d'une petite quantité d'urine suffit à en déterminer la reprécipitation. Des parties constituantes de l'urine, c'est le sel marin qui a, au moins pour la plus grande partie, cette propriété. Dans l'eau salée, l'acide urique n'est plus dissout par les agents qui le dissolvent dans l'eau douce, et c'est pourquoi les résultats cliniques ne sont pas en rapport avec ce que l'on avait annoncé des propriétés dissolvantes de la pipérazine et de la lysidine sur la foi des expériences chimiques. Il faut donc, dans l'état actuel de nos connaissances, peu compter sur la dissolution des calculs ; aussi a-t-on cherché à provoquer leur progression.

P' ur cela, on peut s'adresser au spasme qui le maintient solidement fixé, ou s'attaquer mécaniquement à l'obstacle lui-même.

Pour s'attaquer au spasme, dont le rôle pathogénique est si important, nous avons toutes les médications signalées déjà contre la douleur. Nous n'y reviendrons donc pas. Nous voulons seulement ajouter deux mots à ce que nous avons dit déjà. Les vésicatoires ont été employés dans l'anurie calculeuse, et j'avoue ne pas bien saisir leur indication ; je les trouve inutiles et même nuisibles. On connaît la possibilité de leur effet irritant sur un rein sain et fonctionnant d'une façon physiologique. Pourquoi, sans nécessité absolue, risquer d'enflammer un rein déjà inhibé et qui a besoin, pour reprendre ses fonctions, d'être en parfait état ?

Bien meilleures sont les inhalations de chloroforme préconisées par quelques auteurs. Wanebroncq en a obtenu les meilleurs effets dans le traitement de la lithiase biliaire, accidents pathogéniquement analogues à ceux qui nous occupent ; et, mises en œuvre dans le cas de Counsell, elles amenèrent la guérison. Nous les conseillons donc volontiers, d'autant plus qu'elles sont très rationnelles et font merveilleusement cesser le spasme qui maintenait le calcul et empêchait la palpation de l'urétère.

A signaler, ici encore, l'emploi de l'électricité. On s'est servi d'électrisation faradique et de courants continus. Dans un cas, terminé du reste par la mort, Guyon prescrivit : séance d'électricité faradique sur le rein et le trajet des urétères, le matin ; le soir, applications de courants continus faibles.

Le procédé mérite d'être retenu.

Quant aux moyens mécaniques, ils sont de deux ordres : les

uns s'attaquent directement aux calculs : médicaments favorisant le glissement, exercice, massage, etc. ; les autres cherchent à provoquer la diurèse, dans l'espoir de chasser le calcul par la « vis à tergo ».

Parmi les médicaments du 1ᵉʳ groupe, deux méritent d'être signalés : l'huile d'olive et la glycérine.

L'huile a été surtout utilisée dans la colique hépatique, et avec succès, mais elle a été employée aussi par Aussilloux dans la colique néphrétique à la dose de 6 à 7 cuillerées. Je ne sache pas qu'elle ait été administrée dans l'anurie calculeuse, mais puisqu'elle est susceptible de provoquer l'élimination de calculs, peut-être pourrait-elle être essayée.

Beaucoup plus usitée dans la lithiase urinaire, la glycérine a été, de la part d'Hermann, l'objet d'une étude intéressante. Il la donne à la dose de 50 à 100 centimètres cubes, dose que l'on répète deux ou trois fois soit quotidiennement, soit à intervalles plus éloignés. Après l'administration du remède, les malades éprouvent dans le rein, du côté malade, une sensation de cuisson, quelquefois assez vive, et ils éliminent des graviers et des calculs parfois assez gros.

L'action de la glycérine a été très diversement interprétée. Pour quelques auteurs, elle dissoudrait l'acide urique ; pour d'autres, passant dans les urines elle les rend visqueuses et facilite le glissement du calcul ; pour Hermann, elle provoque une soif intense, fait par conséquent beaucoup boire, ce qui augmente la tension dans l'arbre urinaire. J'ai eu souvent l'occasion de voir administrer la glycérine, et il m'a semblé remarquer qu'elle fait expulser beaucoup moins de calculs qu'on l'a dit. Par contre, administrée en pleine colique néphrétique, je l'ai vue calmer assez rapidement la douleur.

En dehors de ces médicaments, on a proposé bien des moyens de favoriser la progression de l'obstacle.

Un exercice modéré, dans la chambre, pourra être prescrit. Je crois qu'il ne faut pas encourager les longues promenades et surtout les voyages analogues à ceux que l'on trouve notés dans certaines observations; il ne faut pas oublier la possibilité d'une syncope qui engage le médecin à surveiller de très près son malade.

Dans le même ordre d'idée, on a prescrit des purgatifs drastiques et des vomitifs pour utiliser les mouvements qu'ils provoquent du côté des viscères abdominaux. Les drastiques répondent à une autre indication; nous en reparlerons. Les vomitifs nous semblent mauvais, parce qu'ils débilitent le malade; il est du reste bien rare que leur emploi soit utile pour provoquer des vomissements que l'on aura le plus souvent besoin au contraire d'arrêter.

Le massage méthodiquement pratiqué sur le trajet de l'uré-tère pourra, peut-être, donner de bons résultats, surtout si on le fait sous le chloroforme qui facilitera singulièrement la besogne et la rendra en même temps plus efficace. Le massage n'est pas seulement applicable sur la paroi abdominale. Dans un cas cité par M. Pousson, Raader, de Liverpool, a pu, par des pres-sions méthodiques du doigt introduit dans le rectum, amener la descente d'un calcul engagé dans la portion convergente de l'urétère.

Il est inutile de dire que tous les diurétiques ont été employés dans l'anurie calculeuse; inutile aussi de dire ce qu'on leur demande et comment on espère qu'ils vont agir.

La digitale nous paraît peu indiquée. Excellente dans les insuffisances urinaires tenant à l'état du cœur, elle agit bien moins efficacement dans les autres cas. De plus, il est rare que l'intolérance gastrique, en général assez marquée, même dans la période de tolérance de l'anurie, permette d'administrer un médicament légèrement nauséeux.

Ne voulant pas passer en revue les divers diurétiques employés, nous dirons seulement qu'il faut se méfier des médicaments actifs, dont l'élimination n'est pas assurée. S'ils restent dans l'organisme, on court très évidemment à l'empoisonnement. Or, dans le cas particulier qui nous occupe, rien n'est moins assuré que l'élimination des remèdes ingérés. C'est un peu pour cette raison que nous proscrivons la pilocarpine.

Nous recommandons spécialement comme diurétiques le lait et les eaux minérales alcalines. Le lait, outre l'action utile qu'il peut avoir sur la sécrétion urinaire, a l'avantage de réduire au minimum les déchets organiques et les chances d'auto-intoxication.

Les eaux minérales, telles que celles de Capvern, Vittel, Contrexéville, seront conseillées utilement, d'abord parce qu'elles sont diurétiques, ensuite parce qu'elles peuvent avoir une action utile sur les mucosités qui entourent le calcul, augmentent son volume et aident ainsi à l'oblitération.

Il est, pour provoquer la diurèse, un autre moyen peu connu et qui a été jusqu'ici peu employé dans l'anurie calculeuse. Nous voulons parler de la compression des membres inférieurs. Employée deux fois par Reliquet, elle lui a donné un succès. Pour la pratiquer, avec une bande de caoutchouc on fait un roulé serré allant de l'extrémité du pied à la racine de la cuisse. Cette compression agit en faisant refluer le sang dans les artères du tronc et en augmentant par conséquent la tension dans les vaisseaux du rein.

Après l'application de ce bandage, rien à noter pendant les 5 ou 10 premières minutes; il semble que la compression va être supportée très longtemps; « mais bientôt la respiration devient de plus en plus fréquente, la face paraît se gonfler, puis les yeux semblent saillants; alors il y a une gêne précordiale qui s'accentue de plus en plus. Bientôt l'anxiété générale est à son comble. Le malade parle difficilement, ses yeux grands ouverts sont saillants, il se plaint d'étouffer ; on enlève le plus vite possible les bandes en caoutchouc et on met les membres inférieurs dans une position déclive. Le calme se rétablit vite, mais une gêne précordiale persiste. Les bruits du cœur sont sourds, le pouls est mou. »

Voilà ce que l'on observe, d'après Reliquet. Dans la suite, si l'augmentation de la tension du sang dans les artères du tronc a pu vaincre l'obstacle rénal, les urines apparaissent et sont dans le cas heureux que nous avons signalé, nettement sanguino-lentes.

L'expérience nous manque pour apprécier cette méthode. Il nous paraît, à priori, que l'augmentation de la pression dans les vaisseaux rénaux peut parfaitement vaincre l'obstacle, mais cette compression ne nous semble pas sans dangers ; le cœur peut être forcé, des vaisseaux importants peuvent se rompre ; elle est en tous les cas absolument contre-indiquée chez les cardiaques ou les athéromateux, et ne doit être employée qu'après un examen minutieux du cœur et des vaisseaux. Dans le 2ᵉ cas de Reliquet, elle ne paraît pas étrangère à la production de l'ascite que signale l'auteur.

Si on met en œuvre ce moyen violent, il faut le surveiller avec soin, et peut-être sera-t-il sage de ne pas arriver à l'état un peu inquiétant décrit par Reliquet.

Comme moyen adjuvant, dans les deux cas on employa les lavements glacés répétés toutes les heures environ ; « ils agissent en activant la circulation de la veine porte en en chassant le sang qui va augmenter d'autant la tension artérielle. »

En résumé, on a, dans l'emploi de ces méthodes, un moyen un peu brutal, mais probablement efficace de ramener la circulation urinaire en rétablissant ou, du moins, en tendant à rétablir la différence qui existe normalement entre la tension des vaisseaux sanguins et celle des tubes excréteurs du rein.

Tels sont, étudiés avec quelques détails, les moyens que nous avons de combattre l'obstruction de l'urétère; il nous reste encore à remplir une indication importante : *lutter contre l'auto-intoxication.*

Il faudra, tout d'abord, veiller à introduire, par l'alimentation, le minimum possible d'éléments toxiques, proscrire donc soigneusement, cela va sans dire, les gibiers, les viandes faisandées, la charcuterie, les coquillages, etc., que les malades, dans la période calme de leur anurie, prendraient volontiers s'ils n'étaient prévenus. Le régime lacté absolu peut rendre d'incontestables services.

Il faut enfin provoquer des évacuations compensatrices.

Les purgatifs salins ou drastiques sont tout à fait de mise, d'autant qu'ils luttent contre un symptôme fréquent de l'anurie : la constipation opiniâtre. Cette médication est dès lors absolument indispensable. Les purgatifs salins sont peut-être plus indiqués dans la période calme de l'anurie, les drastiques dans l'urémie confirmée pour produire rapidement d'abondantes évacuations alvines riches en urée.

Que faire au sujet des vomissements ? La conduite à tenir est délicate. Il est certain qu'ils constituent un émonctoire, une évacuation compensatrice, puisque leur analyse, faite par Orlousky, y a démontré la présence de l'urée et méritent, à ce titre, d'être respectés; mais l'intolérance gastrique absolue, telle qu'on la trouve chez la plupart des malades, n'est pas sans inconvénients; elle empêche l'alimentation, elle empêche aussi l'ingestion des médicaments et fatigue les malades. Aussi pourra-t-on la combattre, surtout dans la période de tolérance, par les moyens appropriés : glace, opium, boissons acidulées ou gazeuses, potion de Rivière, etc.

On sollicitera la sueur par des bains de vapeur, des enveloppements humides, etc.

La pilocarpine a été très préconisée pour provoquer des évacuations compensatrices; il est certain qu'elle excite toutes les sécrétions, mais elle enlève surtout de l'eau à l'organisme et non des substances toxiques. Schwengers l'accuse de réaliser « les deux conditions indispensables à la production de l'urémie : concentration de l'urine et anémie cérébrale, par la turgescence de la peau et des glandes salivaires, qu'elle produit ». Pour nous, la pilocarpine est un médicament non seulement inutile, mais dangereux, que nous proscrivons absolument.

La période de tolérance terminée, les mêmes traitements que dans l'urémie des néphrites seraient de mise.

C'est dans ces circonstances que l'on pourrait essayer les injections de suc rénal d'après la méthode de Dieulafoy. Ce que j'ai dit de la sécrétion interne du rein fait saisir son mode d'action possible. Si je ne parle pas davantage de ces médications, c'est qu'avant les accidents graves de l'urémie, le médecin doit céder le pas au chirurgien.

Nous donnons plus loin, comme confirmation de nos assertions cliniques, pathogéniques ou thérapeutiques, un résumé de 68 observations. Ce sont à peu près tous les cas rencontrés dans nos recherches; ce sont eux qui ont servi de base à notre travail.

II. — **Traitement chirurgical**.

On trouvera à la fin de ce volume toutes les observations d'anurie calculeuse dans lesquelles on a mis en œuvre le traitement chirurgical. Nous les avons rapportées intégralement, parce que c'est d'après l'examen de ces cas que l'on peut se faire une opinion de la valeur de chacune des opérations proposées. Nous allons essayer d'en tirer quelques enseignements.

La première question à se poser est la suivante : l'intervention chirurgicale est-elle justifiée dans l'anurie calculeuse? Les faits répondront pour nous.

D'après Legueu, sur 16 cas cités par lui il y a eu 5 morts et 11 guérisons, soit une mortalité de 31.25 p. 100, au lieu de 71.5 que donne l'anurie laissée à elle-même. Cette statistique n'est pas exacte et, ainsi que le font remarquer MM. Demons et Pousson dans un Mémoire adressé à l'Académie, ces 16 cas se réduisent à 11. En effet, l'observation 5, citée d'après Weis, *in* Annales des organes génito-urinaires, 1885, est la même que l'observation 6 rapportée par Thelen ; quant aux observations 10 (Parker), 12 (Torrey), 16 (Twynam), 17 (Cullingworth), elles n'ont pas trait à des observations pour anurie.

MM. Demons et Pousson ont réuni (en y comprenant 3 cas personnels) 17 cas avec 6 décès, soit une mortalité de 33.3 p. 100.

J'ai pu, pour ma part, grouper 22 cas. Sur ces 22 observations, 10 décès, soit une mortalité de 45.45 p. 100. La plupart de ces insuccès sont dus à une intervention tardive ou à un état du rein trop mauvais, ce n'est pas ici le lieu d'y insister. Nous voulons faire seulement remarquer que deux fois (cas de Pousson et de la médecine moderne) l'opération fut pratiquée en plein coma urémique; si donc nous faisons abstraction de ces deux faits, nous arrivons à une mortalité de 40 p. 100, résultat encourageant et que l'on peut, croyons-nous, améliorer encore par une thérapeutique rationnelle.

Après avoir montré qu'il faut parfois intervenir chirurgicalement dans l'anurie calculeuse, et avant de discuter la façon d'intervenir, il est important de se demander à quel moment il faut opérer.

Evidemment, l'idéal, au point de vue des résultats opératoires, serait d'opérer aussitôt l'anurie déclarée; on trouverait le rein aussi sain et l'organisme aussi peu intoxiqué que possible. Pratiquement, la chose n'est pas réalisable : l'anurie calculeuse guérit trop souvent par des moyens médicaux pour recourir immédiatement à l'intervention sanglante; aussi faut-il chercher une autre règle que celle de l'opération systématiquement pratiquée dès le début de l'affection.

Voilà pour nous à quelle formule on doit s'arrêter : Il faut opérer *assez tard,* pour avoir ues raisons sérieuses de croire impossible la guérison naturelle; *assez tôt,* pour éviter la destruction de l'épithélium rénal et l'intoxication trop complète de l'organisme. Revenons sur chacun des points de cette formule pour les préciser un peu.

Il est certain que le chirurgien n'aura jamais la certitude absolue que l'anurie ne va pas céder aux moyens médicaux. Nous avons suffisamment insisté sur la marche de la maladie pour y revenir longuement. On se rappelle que l'on a signalé des guérisons tardives survenues au 14°, au 15° ou au 20° jour, et même après l'apparition des phénomènes urémiques. Mais si la certitude absolue est impossible à acquérir, il faut se contenter de probabilités sérieuses. Or, la guérison spontanée de l'anurie calculeuse, très rare du reste, le devient de plus en plus à mesure que la maladie dure, et « les chances de mort, ainsi que l'a bien fait remarquer Legueu, augmentent progressivement au delà du 5° jour et à peu près dans une raison proportionnelle à la prolongation de l'anurie ». C'est là un premier fait qu'il faut retenir.

Intervenir avant la destruction ou l'altération trop profonde de l'épithélium rénal est une règle fort importante mais qui nous guidera peu dans le choix du moment où l'on doit opérer, parce que avant qu'ait pu se faire cette désorganisation de la substance rénale, se seront presque toujours produits des troubles urémiques qui forceront la main.

Il faut bien savoir cependant que dans des cas de longue tolérance on peut être appelé à intervenir avant tout accident et uniquement pour sauvegarder l'intégrité du rein.

Il serait donc fort utile de savoir exactement quand, sous l'influence de la pression intra-rénale, le rein devient suffisamment malade pour ne plus reprendre ses fonctions au moment où l'obstacle est enlevé, ou tout au moins la pression supprimée.

Ainsi que le prouve une expérience que nous rapporterons plus loin, chez le lapin, du moins, le rein peut encore, au bout de 8 jours, sécréter une urine suffisamment abondante et suffisamment riche en urée.

De plus, M. le professeur Demons a pratiqué avec succès une néphrotomie chez un malade anurique depuis 11 jours.

D'un autre côté, dans l'observation de Duffau, l'intervention pratiquée au 9ᵉ jour ne ramène qu'une sécrétion très insuffisante.

D'après ces faits, nous croyons que, même en l'absence de tout accident, on n'est guère en droit d'attendre plus de 8 jours. On s'exposerait à trouver un rein physiologiquement supprimé ou amoindri, et si la filtration aqueuse se faisait encore, peut-être la sécrétion de l'urée serait-elle fortement compromise.

La 3ᵉ indication, la plus importante de toutes, consiste à opérer avant que l'organisme ait été trop complètement intoxiqué. Ce n'est pas inpunément, en effet, que l'on fait un traumatisme grave sur un sujet déjà affaibli; le shock opératoire est évidemment d'autant plus à redouter que l'empoisonnement a été poussé plus loin. Question de traumatisme à part, ce n'est pas sans danger que l'on fera respirer du chloroforme à un malade dont les cellules cérébrales sont déjà très troublées dans leur fonctionnement par le fait de l'urémie. Une de nos observations est malheureusement trop concluante à ce sujet.

Et puis notre anurique échapperait-il aux dangers de la narcose et du traumatisme, la sécrétion urinaire se rétablirait-elle complètement, les phénomènes urémiques ne vont pas se dissiper instantanément; si l'organisme a été trop profondément atteint par le poison, l'urémie continuera, malgré le rétablissement de la sécrétion rénale.

Nous avons eu l'occasion de signaler le fait en parlant de la terminaison de l'anurie calculeuse; nous pouvons en trouver d'autres exemples dans les cas traités chirurgicalement (observations de Gangolphe et de Mollière). Je sais bien que le malade de Desnos survécut, bien que les phénomènes urémiques aient résisté cinq jours après l'opération. Ce sont-là des chances particulières sur lesquelles il ne faut pas trop compter.

Pour toutes ces raisons, il nous semble que le moment le plus opportun pour pratiquer une intervention est cette période intermédiaire que nous avons décrite plus haut : période qui n'est plus la tolérance absolue, qui n'est pas encore l'urémie confirmée. Il faut, par une surveillance attentive de ses malades, par un examen minutieux et répété, dépister les premiers signes de l'empoisonnement : céphalée, somnolence légère, barre épigastrique, sueurs, démangeaisons, vomissements. Il ne faut pas attendre les phénomènes graves de torpeur profonde ou de dyspnée intense; il ne faut pas laisser se produire des troubles moins alarmants en apparence et presque aussi graves au fond : nous voulons parler des tressaillements musculaires. En somme, et suivant nos moyennes, c'est entre le 5ᵉ et le 6ᵉ jour que l'on sera le plus souvent appelé à opérer. Il est bien clair que ce chiffre n'est pas un chiffre absolu ; il faudra le modifier suivant les circonstances. Les considérations auxquelles nous nous sommes livré serviront de base à ces modifications. C'est ainsi que l'on trouvera des anuriques pour lesquels n'existera pour ainsi dire pas de période de tolérance et l'on sera chez eux amené à opérer dès le 2ᵉ ou 3ᵉ jour. La date de l'opération sera changée ; le principe restera le même. Chez d'autres, au contraire, les troubles urémiques sembleront indéfiniment retardés, la question deviendra plus délicate.

Pratiquer une opération chez un homme ne présentant aucun trouble pourra paraître téméraire, et cependant nous engageons le chirurgien à ne pas, autant que possible, attendre plus de huit jours ; ce nous semble être le délai extrême ; mais, en somme, il faut bien l'avouer, nous avons pour fixer cette date bien peu de documents précis. Pour justifier une intervention pratiquée en pleine période de tolérance, nous rappellerons qu'après huit jours les guérisons spontanées sont rares, et nous ajouterons qu'on a vu des malades, en « euphorie compète », mourir subitement de syncope dans la période calme de l'anurie.

Nous ferons remarquer, en terminant, que l'urémie grave, qu'il ne faut pas attendre, ne nous paraît pas une contre-indication absolue à l'opération. Les chances de succès sont évidemment bien petites, mais enfin le malade n'a rien à perdre, il peut avoir quelque chose à gagner : témoin le beau succès de Desnos.

Telles sont les conclusions auxquelles nous ont conduit le dépouillement des divers cas traités chirurgicalement, l'étude de la marche et de la physiologie pathologique de l'anurie calculeuse.

Une dernière question, et des plus importantes, nous reste à traiter : « Comment faut-il intervenir ? » La solution de ce problème pourrait fournir matière à plusieurs chapitres ; mais nous ne pouvons allonger outre mesure ce travail, aussi supprimerons-nous en général la description minutieuse des divers procédés opératoires et nous bornerons-nous à poser l'indication des interventions, à étudier le mode d'action de l'une d'elles : la néphrotomie.

Nous dirons un mot d'abord des différentes opérations qui ont été pratiquées dans l'anurie calculeuse, et nous terminerons en indiquant, dans un court alinéa, la conduite à tenir dans un cas donné

Les opérations pratiquées jusqu'ici dans l'anurie calculeuse se décomposent de la façon suivante :

Opération sur la terminaison de l'urétère...   1 cas.
Urétérotomies vraies....................   2 cas.
Pyélotomies............................   4 cas.
Opérations sur le rein..................   15 cas.

L'intervention du 1er groupe est due à Morris (1). Elle a été en somme plutôt indiquée que pratiquée, ainsi qu'on le verra en lisant son observation. Voici textuellement le manuel opératoire qu'il a préconisé.

« Après avoir rapidement dilaté l'urètre, s'il s'agit d'une femme, ou l'avoir ouvert immédiatement en avant de la prostate, s'il s'agit d'un homme, passer l'index gauche dans le col de la vessie et faire une soigneuse exploration digitale des parois vésicales. Si l'on sent un corps dur, fixe, recouvert par la muqueuse vésicale, au niveau ou auprès de l'orifice de l'un des urétères, on introduira le long de l'index gauche une lame tranchante de la forme d'une lancette à gencive, montée sur un manche long et étroit, et avec cet instrument on incisera les tissus recouvrant le calcul. On retirera alors le couteau avec soin, et une mince cuiller ou une curette introduite le long de

(1) Peut-être pourrait-on placer à côté d'elle l'opération de Ceci, dont nous parlons plus loin : il nous a été impossible de nous la procurer dans tous ses détails, et nous ne pouvons affirmer qu'elle ait été dirigée contre l'anurie.

l'index gauche servira à enlever doucement le calcul de son lit. L'index servira pendant le maniement de la curette et l'incision pour empêcher le calcul de glisser en s'éloignant de l'orifice de l'urétère ou même pour le presser en avant et en bas dans la direction oblique de l'urétère. »

Si les chirurgiens n'ont trouvé qu'une fois l'occasion d'intervenir sur la portion terminale de l'urétère dans l'anurie, ils sont intervenus plus souvent pour obstruction calculeuse sans arrêt de la sécrétion urinaire.

Trois voies ont été surtout proposées pour arriver sur cette région. Enumérons-les rapidement. Ce sont :

1° *Le vagin*. — Bozeman proposa le premier la création d'une fistule temporaire au niveau de l'un des angles du triangle de Lieutaud pour cathétériser l'urétère et le laver dans un cas de pyélite. De là à préconiser la kolpo-urétéro-cystotomie pour l'exploration et l'attaque de l'urétère dans le cas de calcul, il n'y avait qu'un pas à faire. Sherwood-Dunn l'a fait assez récemment. Nous n'insistons pas sur les détails de l'opération que l'on trouvera soit dans l'ouvrage de Sherwood-Dunn lui-même, soit dans la Thèse de Laguens. Nous ajouterons seulement que, dans le cas de calcul accessible par le vagin, l'intervention pourra être très simplifiée et l'on pourra se passer du manuel opératoire assez compliqué de l'auteur. On incisera tout simplement couche par couche sur le calcul lui-même et jusqu'à son contact. C'est ce que fit Emmet en 1868. Il « ouvrit l'un des urétères à travers la paroi vaginale pour en retirer une pierre trop grosse pour pénétrer dans la vessie ». C'est ce que fit encore Cabot chez une femme de 39 ans. Le cul-de-sac supérieur du vagin fut incisé d'un seul coup, la pointe du bistouri venant gratter la surface du calcul.

Cette méthode, assez simple dans son exécution, a le grand

inconvénient d'exposer à une fistule consécutive comme dans le cas de Cabot.

2° *Le rectum.* — C'est la voie utilisée par Ceci, qui put extraire par là un calcul de l'extrémité inférieure de l'uretère gauche. Cette observation, d'un laconisme remarquable, ne permet guère de se rendre compte des détails de l'opération. Ce qui est certain, c'est que le malade guérit. Malgré ce succès, nous considérons ce procédé comme dangereux et comme devant être réservé pour des cas exceptionnels.

3° *La voie hypogastrique.* — C'est celle que recommandent la plupart des auteurs qui se sont occupés de la question : Gargam, Le Dentu et autres. Il est certain que la taille sus-pubienne est une opération relativement facile, bien réglée et qui a l'immense avantage de donner un jour considérable.

Nous ne parlerons pas de la taille périnéale proposée par quelques auteurs, mais qui ne peut être aucunement comparée à la taille hypogastrique.

Enfin, Delbet a préconisé la voie sacrée pour aborder la portion terminale de l'uretère. La lecture de ce procédé nous a laissé l'impression d'une opération bien difficile. Les faits ne permettent pas encore de le juger. On en trouvera la description dans la communication de Delbet à la Société anatomique ou dans l'article de Legueu, publié dans la *Gazette des hôpitaux* du 8 août 1891.

En somme, en présence d'une anurie produite par l'arrêt d'un calcul dans la portion inférieure de l'uretère, que faire ?

Étant donné l'innocuité absolue de la dilatation de l'urètre chez la femme, c'est par là que nous conseillons de commencer.

Chez l'homme ou même chez la femme, après échec de cette méthode nous aurions volontiers recours à la taille hypogastrique. Nous préférons cette voie à la voie rectale, et peut-être même, au moins en général, à la voie vaginale. Nous n'osons pas être trop affirmatif à ce sujet : nous avons vu pratiquer tant de fois, avec éclat, la cystotomie sus-pubienne par notre maître M. Pousson, que nous nous sommes habitué à considérer cette opération comme très facile. Peut-être n'y a-t-il là qu'une question d'habitude et pourra-t-on préférer la voie vaginale à la voie sus-pubienne, si le calcul est très facilement accessible et si on l'a bien sous le doigt.

L'urétérotomie vraie, nous voulons dire l'incision de l'urétère dans sa portion abdomino-pelvienne; en dehors de sa portion juxta-vésicale, fut pratiquée deux fois pour anurie calculeuse et nous connaissons en plus 6 cas d'urétérotomie pour calcul sans anurie : ce sont les cas de Twynam, Rufus B. Hall, Arbuthnot Lane, Cabot, Rickman, Godlee et Cullingworth. Ces 8 cas ont donné 6 guérisons, une amélioration, une mort.

Les incisions utilisées et utilisables sont multiples : incision lombaire, incision de la ligature de l'iliaque primitive, incision dans le flanc, de la dernière côte à la crête iliaque, à une distance variable du bord externe de la masse sacro-lombaire.

Pour les détails de l'opération, nous renvoyons aux travaux de Tuffier qui s'est tout particulièrement occupé de la question et qui, par une ligature minutieuse, soignée de la plaie faite à l'urétère, a obtenu expérimentalement des réunions immédiates. Cette suture, qu'il décrit avec un grand luxe de détails, doit être faite avec la soie très fine et à points très rapprochés.

Rien de plus discuté, du reste, que l'utilité de cette suture. Tandis que Le Dentu la considère « comme un complément presque obligé de l'urétérotomie » et que Tuffier prétend qu'elle doit être parfaite, sous peine de voir des accidents mortels se développer, nous voyons les Américains la déclarer parfaitement inutile et Cabot la juger nuisible, en rétrécissant le calibre

de l'urètère ou en favorisant la formation de concrétions calcu-
leuses, les fils pénétrant presque inévitablement dans la lumière
du canal.

Que penser de ces contradictions? La pratique semble nous
enseigner que la suture n'est pas indispensable à une guérison
absolue sans fistule consécutive, puisque sur tous les cas que
nous avons cités, elle n'a été faite que trois fois (Twynam, Lane,
Cullingworth), et encore une fois au moins fut-elle insuffisante
(Twynam). Malgré cela, on n'a eu, dans aucun de ces faits,
d'accidents à déplorer. J'avoue que la lecture de ces observations et de ces assertions m'a laissé un peu incrédule ; je ne vois
pas bien comment on abandonne à proximité du péritoine, au
milieu d'un tissu très infiltrable, une plaie qui va continuel-
lement donner de l'urine, et peut-être de l'urine septique.

Pour ma part, je trouve très rationnelle la suture de Tuffier
et, si elle n'est pas absolument indispensable, puisqu'il faut bien
s'incliner devant les faits, elle est au moins très prudente.

Malgré les brillants succès que compte à son actif l'urétérotomie, il est impossible de ne pas reconnaître que c'est une
opération difficile et à la portée de quelques chirurgiens exercés
seulement. L'urètère est toujours assez difficile à trouver; il est
profondément situé, et si l'on joint à cela l'incertitude qui plane
presque toujours sur le siège exact du calcul, on comprendra
que l'on cherche à remplacer cette intervention brillante mais
difficile.

La *pyélotomie* a été faite quatre fois dans l'anurie calculeuse ;
elle a donné trois succès et une mort.

On pourra utiliser pour la pyélotomie les mêmes incisions que
pour la néphrotomie, et il faudra se souvenir que c'est par sa
face postérieure que l'attaque du bassinet est le plus commode
et le moins dangereuse.

Il est certain que l'ouverture du bassinet pourra non seulement servir à extraire des calculs contenus dans son intérieur, mais encore à enlever des calculs arrêtés dans l'uretère et que l'on fera remonter par des manœuvres appropriées. Ce sont là des considérations que nous retrouverons à propos de la néphrotomie et sur lesquelles nous n'insistons pas, à dessein. Il nous suffit de dire que par l'incision du bassinet Israël put extraire des calculs arrêtés une première fois à 12 centimètres, une deuxième fois à 10 centimètres du rein.

A notre connaissance, la pyélotomie a été pratiquée 20 fois (1 cas d'anurie calculeuse, 13 cas cités par Legueu, 3 cas de Czerny cités par Robineau-Duclos). Ces faits, qui ne sont probablement pas les seuls, suffisent, en somme, à établir une petite statistique et à se faire une opinion de la valeur de la pyélotomie. On compte 3 décès seulement (Israël, Poirier, Pick). La suture a été faite 8 fois (1 cas de Legueu, 1 cas de Thelen pour anurie, 3 cas de Czerny). Or, 4 fois seulement elle fut hermétique et empêcha tout écoulement d'urine; dans les 4 autres cas, elle fut insuffisante; dans le cas de Thelen, il y eut même une menace d'infiltration, et dans deux cas de Czerny il fallut recourir à la néphrectomie. La pyélotomie 12 fois ne fut pas suivie de suture. Sur ces 12 faits, 2 sont à retrancher faute de renseignements précis. Parmi les 10 qui restent, Legueu compte 5 fistules, dont 4 guérirent plus ou moins vite (de 8 jours à 3 mois), et Israël mentionne une mort par infiltration.

De ces faits, il résulte que les fistules intarissables après les plaies du bassinet ne sont pas très fréquentes, mais que l'urine s'écoule par l'incision malgré une suture bien faite. Il en résulte aussi que l'infiltration est possible, puisque l'on en trouve deux faits dont un mortel. La plaie du bassinet, située à une assez grande profondeur, ne reste pas parallèle à la plaie cutanée, l'urine qui s'en échappe s'épanche dans le tissu cellulaire et y produit des accidents.

La néphrotomie, qu'il nous reste à étudier, est-elle, au point de vue des fistules, supérieure à la pyélotomie? Nous ne songeons évidemment qu'aux cas où le rein n'est pas abcédé et où l'obstacle a pu être enlevé.

Sur 28 cas de néphrolithotomie envisagés à ce point de vue, nous avons trouvé 17 guérisons sans fistule, et 6 fois la réunion immédiate fut obtenue sur 7 fois où l'on pratiqua la suture.

Si l'on consulte les auteurs au sujet de la valeur des deux opérations au point de vue spécial qui nous occupe, voici les opinions que l'on recueille :

« Mieux vaut inciser le rein que le bassinet, dit Michel. Les plaies du rein guérissent très facilement, celles du bassinet donnent lieu à des fistules intarissables malgré les sutures. »

Robineau-Duclos s'exprime ainsi : « Autant les blessures du parenchyme, tissu vasculaire, tendent à guérir, autant celles du bassinet formé d'une membrane mince et pauvre en fibres musculaires nous exposeront à l'absence de réunion et à la fistule consécutive. »

Legueu juge que, « à peu de différence près, l'incision du rein ou du bassinet donnent des chances égales de fistules : l'avantage semble cependant rester à l'incision du rein, avec suture du parenchyme. »

Pour ma part, j'estime que les incisions du bassinet donnent rarement lieu à la production de fistules, au moins de fistules intarissables demandant pour guérir une intervention. La chose nous semble prouvée par les faits, si étonnante qu'elle puisse paraître ; mais l'incision du rein nous paraît très supérieure, par ce fait que la réunion immédiate est infiniment plus facile à obtenir qu'avec une plaie du bassinet.

De plus, avec la néphrotomie, pas d'infiltration possible, l'incision portant sur le bord convexe du rein, relativement superficielle et facile à drainer, reste parallèle à l'incision cutanée.

Cette comparaison faite, étudions d'un peu plus près les résultats de la taille rénale dans l'anurie calculeuse.

La *néphrotomie* est pour nous l'opération de choix dans la plupart des cas d'anurie calculeuse. Pratiquée quinze fois déjà, elle nous paraît répondre à la majorité des indications (1). Elle peut agir de deux façons différentes que nous allons exposer. Nous avons vu que les calculs s'arrêtent volontiers dans la portion supérieure de l'uretère et qu'ils peuvent produire l'anurie sans être engagés dans ce conduit. Il est clair que dans ce cas particulier et assez fréquent où l'obstacle siège dans le bassinet, la néphrotomie peut être curative d'emblée, en s'attaquant à la cause même de l'anurie, et que rien n'est plus simple que d'enlever le calcul par la plaie rénale. Curative, la néphrotomie peut l'être encore si l'obstacle siège plus bas. Une fois le rein ouvert, le cathétérisme de l'uretère montrera le siège de l'obstacle, et il sera dès lors assez facile, soit de repousser le calcul dans la vessie avec le cathéter ou au moyen d'une injection poussée par le bassinet, soit, au contraire, de le faire remonter vers la plaie pour l'extraire séance tenante. Suivant les cas, le chirurgien trouvera une manœuvre appropriée. Dans les faits publiés jusqu'ici, le plus souvent c'est avec les doigts glissés le long de l'uretère que s'est opérée cette extraction. Le chirurgien sent à travers la paroi du canal le calcul qui l'obstrue, et des pressions méthodiques le font alors remonter. C'est ainsi que fit Legueu dans l'observation si intéressante que nous rapporterons plus loin. Dans deux cas, c'est avec des pinces qu'a été enlevé l'obstacle. Bergman, notamment, en dilatant lentement l'uretère, put ainsi enlever un calcul situé à 6 centimètres de l'orifice supérieur.

(1) Nous passons le manuel opératoire de la néphrotomie; il est développé dans la Thèse de Brodeur et surtout dans l'excellent livre de Tuffier.

Il est impossible de fixer la ligne de conduite à suivre dans chaque cas particulier; il faut savoir s'inspirer des circonstances et profiter de l'outillage que l'on a sous la main.

Mais alors même que l'on ne touche pas à l'obstacle, la néphrotomie est parfaitement capable de sauver la vie de l'anurique, en ramenant la sécrétion urinaire arrêtée; et c'est là un point intéressant, sur lequel je veux insister un peu.

L'incision pure et simple du rein, sans toucher à l'obstacle, a été faite dans l'anurie calculeuse dix fois à notre connaissance; mais c'est à MM. Demons et Pousson que revient l'honneur d'avoir proposé la néphrotomie systématique comme seul traitement rationnel de la plupart des cas d'anurie calculeuse, et d'avoir montré son efficacité, en s'appuyant sur la physiologie pathologique. Cette intervention a donné sept morts et trois guérisons. Cette statistique semble peu en faveur de l'opération que nous préconisons; elle demande à être interprétée.

Les cas heureux constituent d'abord des succès importants. Dans l'observation de M. Pousson, en effet, l'opération pratiquée au quatrième jour de l'anurie, c'est-à-dire à une date relativement précoce, a été faite cependant en pleine urémie; dans l'observation de M. Demons, c'est au douzième jour, et dans le cas de Lucas Championnière, au treizième seulement que l'on est intervenu.

Quant aux cas malheureux, il est facile de montrer que l'insuccès tient à l'état du rein ou à l'intoxication trop profonde de l'organisme, et qu'il est indépendant de l'opération. Passons-les rapidement en revue

Obs. de Mollière. — Rein néphrotomisé, absolument scléreux, rein opposé détruit.

Obs. de Guermomprez. — Il est dit simplement : « La malade,

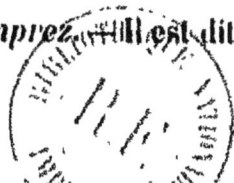

7

très déprimée avant l'opération, mourut trois jours après ». On ne sait si elle fut emportée par l'urémie, si elle urina : pas de renseignements.

Obs. de Duffau. — Rein néphrotomisé ; nombreux kystes à sa surface ; rein opposé détruit.

Obs. de Gangolphe. — Nombreux foyers purulents dans le rein néphrotomisé, rein opposé détruit.

Obs. de la Médecine moderne. — Opération en plein coma urémique.

Obs. de Pousson-Demons. — Opération le neuvième jour, en pleine urémie.

Obs. de Pousson. — Opération pratiquée dans le coma urémique.

On le voit, il ne faut pas s'en rapporter à la statistique ; la mortalité de sept sur dix demande à être interprétée ; on ne peut pas rendre le mode d'intervention responsable d'insuccès attribuables à l'état des reins ou à l'urémie avancée. Si l'intoxication de l'organisme est trop complète, la sécrétion urinaire a beau se rétablir, les poisons accumulés ne s'éliminent pas assez vite pour que le malade échappe à la mort.

En fait, et c'est l'important, après l'incision du rein l'organe se remet à sécréter. Il suffit de parcourir les observations pour s'en rendre compte. Même lorsque ce rein est gravement atteint, il donne de l'urine ; une urine probablement insuffisante, analogue à celle que fournissent les reins sclérosés ; mais serait-elle plus riche en urée si la continuité de l'uretère était rétablie ?

Mollière dit que le pansement, très épais, est mouillé, et que le liquide, traversant les matelas, se répand à terre. Lucas Championnière affirme que les draps sont inondés. Il en est de même dans presque tous les cas; l'urine s'écoulant par la plaie lombaire, est en général très abondante, on n'a qu'à lire les observations pour s'en convaincre.

Ce fait du rétablissement de la sécrétion urinaire après l'incision du rein, doit faire ériger la néphrotomie en méthode générale de traitement de toutes les anuries par obstruction, quelle que soit la nature de l'obstacle.

Nous n'avons pas recherché tous les cas où cette opération a été pratiquée en dehors de l'anurie calculeuse, mais nous pouvons citer quelques faits heureux :

Broca (cancer de la vessie obstruant l'uretère gauche).

Picqué (cancer utérin inopérable.)

Fraser et Parkin (anurie par flexion de l'uretère). Les auteurs, en pesant les pansements, évaluent à plus de 40 onces l'urine rendue en 24 heures.

Par ces faits cliniques, auxquels on pourrait en ajouter bien d'autres, se trouve suffisamment prouvée l'influence de l'incision du rein sur le retour de la sécrétion urinaire.

Nous avons voulu étudier les choses d'un peu plus près, et nous avons institué dans ce but quelques expériences que nous allons rapporter ici.

EXPÉRIENCE I

Lapin gris, de taille moyenne. — Je lui enlève, le 6 décembre 1894, le rein gauche par la voie lombaire. L'animal résiste et se porte bien. Le 17 décembre, à dix heures du matin, nouvelle opération. Incision dans la région lombaire droite, je découvre assez facilement le rein. Je l'attire au dehors et place sur l'uretère, à son origine, une ligature au catgut, de façon à déterminer l'oblitération complète du canal. Séance tenante, je fends le rein sur son bord convexe, jusqu'au bassinet, et je fixe les lèvres de la plaie rénale aux lèvres de la plaie cutanée; drainage à la gaze iodoformée; pansement ouaté.

Le lendemain, le lapin est en bon état. Son pansement est absolument traversé par l'urine.

Le 19, l'animal mange très bien. Son pansement est traversé, la caisse est inondée. Il urine au moins autant et plus qu'avant l'opération.

Le 20, même état. Je recueille un peu d'urine en exprimant les pièces à pansement. Elle contient 6ᵍ 30 d'urée par litre; de l'albumine en très petite quantité.

Le dépôt contient des cellules épithéliales en grand nombre des globules de pus, quelques hématies.

L'animal est sacrifié le 21, et son autopsie ne présente aucun détail intéressant.

Telle qu'elle est, cette expérience, moins explicite et moins détaillée que les autres, montre tout au moins qu'un animal dont le rein unique est supprimé physiologiquement par une oblitération complète de l'uretère peut continuer à vivre si l'on incise ce rein; annihilant ainsi la pression créée par l'oblitération. Elle reproduit, somme toute, assez fidèlement les conditions que l'on retrouve dans l'anurie calculeuse.

EXPÉRIENCE II.

Lapin blanc, de taille moyenne. — Le vendredi 15 mars 1895. — Par une incision dans la région lombaire droite, je tombe sur le rein que j'amène à l'extérieur et je fais une *ligature* serrée de *l'uretère droit*.

Séance tenante, j'incise le rein sur son bord convexe et je pénètre jusqu'au bassinet; j'introduis dans la plaie une mèche de gaz iodoformée et fais un pansement ouaté.

Le 16. — Le pansement est mouillé. Le liquide qui le souille donne 9 grammes d'urée par litre, tandis que l'urine, peu abondante du reste, contenue dans la cage et provenant du rein sain, en renferme 11 grammes

Le 17. — Le pansement est mouillé. On en extrait, par expression, de l'urine renfermant 5 gr. 50 cent. d'urée par litre. — Dans la cage, 50 grammes d'urine provenant du rein sain ont donné 8 gr. 50 d'urée.

Le 18. — Le pansement est très mouillé; le poil de l'animal est aussi assez mouillé autour de la plaie. Urée, 10 grammes par litre.

La cage est pleine de son qui a absorbé toute l'urine, de sorte que l'on ne peut savoir comment fonctionne le rein opposé.

Le 19. — Dans la cage, 125 grammes d'urine, donnant 10 grammes d'urée par litre. Le pansement est assez mouillé; l'urine qui le souille contient 6 grammes d'urée.

Le 21. — Le pansement est défait; il ne reste que le drainage à la gaze iodoformée. Cette gaze est très mouillée. Une fois enlevée, on voit sourdre l'urine par la plaie rénale.

Ce jour-là, je tente la néphrectomie; pendant les manœuvres que nécessite cette opération, je déchire les vaisseaux du rein. Hémorragie considérable. Mort. L'autopsie ne montre rien d'intéressant. Le rein se présente comme dans l'expérience suivante; les lèvres de la plaie sont blanchâtres et comme recouvertes d'une fausse membrane, probablement inflammatoire.

Il faut tenir compte dans l'appréciation des résultats fournis par l'expérience, de l'infection inévitable chez un animal qui enlève les pansements, laisse sa plaie à l'air et la traîne même dans les saletés qui encombrent sa cage. Certainement cette condition doit avoir une influence fâcheuse sur la sécrétion du rein mis à nu et incisé. Les choses, fort heureusement, se passent tout autrement chez l'homme.

Quoi qu'il en soit, on voit dans cette expérience, instituée pour étudier la sécrétion du rein néphrotomisé, que cet organe sécrète une urine se rapprochant beaucoup de la normale; mais bien évidemment le rein resté intact doit fonctionner et fonctionne bien plus facilement que le rein incisé qui a été tiraillé et qui reste exposé au traumatisme et à l'infection. Or, plus celui-là élimine d'urine et d'urée, et moins celui-ci peut en donner; aussi voit-on le taux de l'urée toujours plus élevé dans l'urine fournie par l'organe resté intact ; pour avoir la mesure de ce que peut sécréter un rein néphrotomisé, il faut supprimer son congénère. C'est ce que nous avons fait dans la 3e expérience.

EXPÉRIENCE III

Lapin gris, taille moyenne. — Le jeudi 17 janvier 1895. — *Ligature de l'urétère gauche*, par voie abdominale. Incision médiane de 0m06; je sors quelques anses intestinales que j'étale sur une compresse bouillie, et j'aperçois assez facilement l'urétère sur lequel je pose une ligature serrée à peu de distance de la vessi. Suture. Pansement.

Le lapin est placé dans une cage à double fond, qui permet de recueillir approximativement ses urines.

Le 21. — Examen des urines rendues en 24 heures.

Quantité, 20 grammes; urée par litre, 20 grammes; urée totale, 0.40.

Le 22. — Quantité d'urine, 70 grammes ; urée par litre, 22 grammes; urée totale, 1.50.

Le 23. — Quantité d'urine, 150 grammes; urée par litre, 8 grammes; urée totale, 1.20.

Le 24. — Quantité d'urine, 45 grammes; urée par litre, 8 grammes; urée totale, 0.80.

Le 25. — Quantité d'urine, 125 grammes ; urée par litre, 8 grammes; urée totale, 1 gramme.

Ce jour-là, vendredi, je fais une *néphrotomie* du côté de la ligature. Pour cela, incision lombaire ; je tombe sur le rein que je peux facilement attirer à l'extérieur. Il est gros; son volume est à peu près double du volume d'un rein normal; de couleur sombre, assez fortement congestionné. On ne trouve pas trace de fluctuation. Une ponction exploratrice retire à grand'peine de 4 à 5cc d'un liquide très sanguinolent. L'examen chimique y montre la présence de 1.40 d'urée par litre. A l'examen microscopique, on trouve quelques rares cristaux d'oxalate de chaux et des hématies en quantité considérable.

Après cette ponction, je fends le rein sur son bord convexe, jusqu'au bassinet, et je fixe les lèvres de la plaie rénale aux lèvres de la plaie cutanée. Drainage à la gaze iodoformée. Pansement ouaté.

Le 26. — Le lapin est en excellent état.

Urine contenue dans la cage, 60 grammes; urée par litre, 21 grammes; urée totale, 1.26.

Le pansement est à peine mouillé. En l'exprimant, j'en extrais à peine 3cc de liquide contenant 2 grammes d'urée par litre. L'urine contenue dans la cage vient donc du rein non néphrotomisé.

Le 27. — Urine dans la cage, 140 grammes; urée, par litre, 14 grammes; urée totale, 1.96.

Le pansement est absolument sec; il est impossible d'en extraire une goutte de liquide. L'urine que l'on trouve dans la cage vient donc uniquement du rein droit, et le rein néphrotomisé ne fonctionne pas.

Le 28. — Urine dans la cage, 65 grammes; urée, par litre, 20 grammes; urée totale, 1.30.

Le pansement n'est pas mouillé.

Le 1er février. — Urine de la cage, 120 grammes; urée, par litre, 14.50; urée totale, 1.74.

Ce jour-là, vendredi, *ligature de l'uretère droit.* Incision lombaire; j'attire à l'extérieur le rein droit, le seul qui fonctionnât, et je le supprime physiologiquement en liant son uretère; suture de la plaie.

Le 2 février. — L'urine a coulé en abondance par le rein gauche fendu, elle a traversé le pansement et coulé dans la cage; si bien que je trouve dans la cage 15 grammes d'urine renfermant 10.50 d'urée par litre et que j'extrais du pansement 12 grammes d'urine renfermant (probablement par suite d'une évaporation moindre) 8 grammes d'urée.

Le 3 février. — Le pansement est inondé, l'urine le traverse en abondance et se répand dans la cage, si bien que je recueille 80 grammes de liquide contenant 16 grammes d'urée par litre, soit un total de 1.28 d'urée.

Le rein incisé qui maintenant est le seul existant, s'est donc remis à fonctionner d'une façon absolument normale.

Le 4 février. — Dans la cage se trouve seulement 25 grammes d'urine renfermant 9 grammes d'urée par litre; mais le pansement est absolument traversé; l'animal lui-même baigne pour ainsi dire dans l'urine, qui dégoutte de partout. En lui pressant les pattes on fait couler une quantité considérable de liquide; si bien que la somme d'urine excrétée ne peut être mesurée exactement. A quatre heures du soir, je trouve l'animal mort.

A quoi faut-il attribuer cette issue?

Assurément pas à l'urémie. J'avais examiné à plusieurs reprises le lapin à ce point de vue et n'avais jamais trouvé aucun symptôme, pas même le matin de la mort. Jamais de convulsions. Pupilles non contractées, ni vomissements, ni diarrhée.

Je dois ajouter que la température du laboratoire est très basse et que nous sommes au plus fort de l'hiver. L'animal, toujours baigné d'urine ainsi que je l'ai dit, n'a-t-il pas pris froid et ne faut-il pas faire jouer un rôle important à cette circonstance?

A l'autopsie : Les ligatures des urétères sont parfaitement imperméables.

Du côté du rein néphrotomisé, on remarque que les tranches de section sont blanchâtres, comme recouvertes d'une sorte de fausse membrane. L'examen microscopique fait par mon ami le Dr Carrière révèle des lésions de glomerulo-néphrite aiguë.

Rien dans les autres organes.

Cette expérience est intéressante à plus d'un point de vue. Elle nous montre qu'après une oblitération de huit jours, le rein paraît physiologiquement détruit, la pression subie semble avoir déterminé des lésions irrémédiables dans son parenchyme; il ne sécrète plus.

Mais que son congénère vienne à être supprimé, mis pour ainsi dire dans la nécessité de reprendre ses fonctions, il les reprend en effet et fournit une urine absolument normale puisqu'elle renferme jusqu'à 16 grammes d'urée par litre.

L'ensemble de ces expériences nous paraît surabondamment prouver que l'incision pure et simple du rein sans toucher à l'obstacle suffit à faire sécréter une urine absolument normale si le rein opposé ne fonctionne plus; une urine un peu moins abondante et un peu moins riche en produits excrémentitiels, si le rein opposé fonctionne encore activement. La chose se comprend assez facilement, mais cette sécrétion, même incomplète, est supérieure à celle qui se produit dans les cas de fistules urétérales si bien étudiées par Biar. Chez une de ses malades, l'urine examinée sept jours après la production de la fistule ne présente que des traces d'urée, alors que l'urine de la vessie en donne 12 gr. 50, et pendant tout un mois l'urée ne monte jamais à plus de 3 grammes dans le liquide fourni par la fistule, alors que celui de la vessie en donne de 8 à 12.

Sur des chiens, Biar crée une fistule lombaire. L'urée tombe à 19 gr. 18 et même 9 gr. 50 par litre dans l'urine qu'elle fournit, alors que l'on trouve dans celle que contient la vessie jusqu'à 55 grammes.

Il n'y a pas dans nos expériences cet écart considérable entre l'urine des deux reins.

On a voulu comparer cette voie d'échappement créée à l'urine à travers l'incision rénale à l'anus artificiel dans l'obstruction intestinale. Au point de vue clinique, la comparaison peut être exacte ; elle ne l'est sûrement pas au point de vue physiologique.

Nous avons montré, en effet, que dans l'anurie calculeuse et dans l'anurie par obstruction en général, il y a non pas rétention, mais suppression d'urine.

Nous avons fait voir de plus, en analysant les expériences de Guyon, que c'est à la pression intra-rénale qu'est dû cet arrêt. C'est en s'adressant à cette pression, en la faisant cesser immédiatement que la section du rein combat l'anurie.

Le second effet de la néphrotomie est de combattre le spasme de l'uretère. On connaît l'importance pathogénique de ce spasme dans l'arrêt des calculs. La taille rénale, en abaissant la tension, en provoquant une émission sanguine assez importante, en mettant au repos l'organe, en supprimant les causes d'irritation et de congestion, concourt certainement à faire cesser cette contracture. Aussi voit-on le calcul obturateur tomber de lui-même dans la vessie et les urines reprendre leur cours physiologique vers le 25ᵉ jour (cas de Lucas Championnière), le 18ᵉ jour (cas de Desnos), le lendemain (cas de Demons), le 7ᵉ jour (cas de Pousson).

Nous ne pouvions mieux faire, pour clore cette étude un peu longue peut-être sur la néphrotomie, que de citer l'appréciation de MM. Demons et Pousson : « L'incision large du rein dans l'anurie calculeuse, disent-ils, trouve à la fois sa justification dans les résultats de la clinique et dans les données de la physiologie pathologique. En s'opposant aux effets funestes de la contre-pression dans les canaux excréteurs de l'urine, elle permet la reprise de la fonction urinaire, malgré la persistance de l'obstruction de l'uretère, et sauvegarde l'intégrité du parenchyme rénal. »

Nous venons d'exposer les diverses opérations proposés contre l'anurie calculeuse ; il nous reste, dans un alinéa synthétique, à voir leurs indications respectives et à donner la conduite à tenir dans chaque cas particulier.

Examinons les diverses hypothèses qui peuvent se présenter. Nous ne revenons pas sur le traitement médical. Il doit être essayé en premier lieu ; nous avons également suffisamment insisté sur le moment auquel il doit céder le pas au traitement chirurgical pour n'en plus parler.

1ᵉʳ cas : *Le calcul est arrêté dans la portion terminale de l'uretère.*

Il n'y a pas de doute, c'est aux opérations décrites dans notre premier groupe qu'il faut s'adresser, et d'après les indications données plus haut.

2ᵉ cas : *Le calcul est arrêté dans la portion moyenne.*

L'hésitation est permise. Nous supposons, bien entendu, le

diagnostic aussi précis que possible et le siège d'arrêt parfaitement déterminé. Faut-il aller à la recherche de l'uretère, ou faut-il s'adresser aux reins? L'urétérotomie est très rationnelle, on va droit sur l'obstacle et on l'enlève. Rien de mieux. Mais c'est là une opération difficile, dangereuse; l'organe est profond, et il faut une habileté chirurgicale peu commune pour mener à bien cette intervention. De plus, malgré les brillantes statistiques américaines, nous ne comprenons pas bien comment on peut impunément laisser en contact avec un tissu lâche, facile à infiltrer, une fistule qui fournira forcément de l'urine, et de l'urine qui a bien des chances d'être septique; peut-être est-ce timidité, mais nous craignons l'infiltration d'urine ou la péritonite. Enfin, si le malade échappe à la mort, échappera-t-il à l'ennui d'une fistule difficile à guérir et constituant une véritable infirmité?

Si l'on nous objecte que l'on peut parer à tous ces inconvénients par une suture bien faite, nous répondrons d'abord que l'on n'est pas sûr le moins du monde du résultat de la suture; ensuite, que c'est là un complément bien long et bien difficile d'une opération bien longue et bien difficile déjà. Est-il prudent de laisser aussi longtemps sous le chloroforme un malade qui touche déjà à l'urémie? Pour toutes ces raisons, nous préférons la néphrotomie qui, bien que ne donnant pas accès direct sur le calcul, permet le plus souvent son extraction ou pare tout au moins au danger imminent.

3e cas : *Le calcul est arrêté dans le bassinet ou la portion supérieure de l'uretère.*

Pas de doute au sujet de l'incision à faire; c'est l'incision lombaire, l'incision de la néphrotomie. Le rein, mis à nu, on trouve, en explorant la région, le calcul obturateur dans le bassinet. Deux voies se présentent pour son extraction : l'ouverture du rein et l'ouverture du bassinet. La chose mérite d'être discutée.

La pyéolotomie a pour elle l'accès plus direct sur le calcul, et elle n'expose pas aux hémorragies.

Mais les hémorragies de la néphrotomie, véritable pluie d'orage, d'après la pittoresque expression de Tuffier, ne présentent, en général, aucun caractère inquiétant. De plus, elles peuvent être facilement évitées par la compression du pédicule pendant l'opération, par la suture du rein ou le tamponnement ensuite. Et puis, qui sait si la saignée que produit l'incision du parenchyme n'a pas sur les phénomènes urémiques commençants une influence heureuse ?

La néphrotomie est, en somme, d'après MM. Demons et Pousson, plus facile que la pyélotomie et permet une exploration plus complète du rein et des urétères; elle est aussi plus rapidement exécutée. Nous avons assez dit plus haut ce que nous pensons de la valeur relative des deux opérations, au point de vue des fistules, pour n'y pas revenir ici. Nous rappellerons seulement combien il est plus facile d'obtenir la réunion immédiate des plaies du rein que des plaies du bassinet, et, en tout cas, d'assurer un drainage parfait des premières.

Pour toutes ces raisons, nous pensons que c'est à travers le rein qu'il vaut mieux tenter l'extraction du calcul. La pyélotomie peut toutefois se défendre, étant donné qu'elle donne assez rarement lieu à des fistules intarissables.

L'obstacle enlevé, le cathétérisme rétrograde de l'urétère s'impose; il est bon de s'assurer que l'on ne laisse pas plus bas un deuxième calcul, et enfin on fera pour terminer, une suture soignée du rein avec drainage de la plaie superficielle, pour éviter l'infiltration d'urine.

1ᵉ cas. — *Le siège de l'obstacle n'est pas précisé; on ne connaît que le côté.*

Avant d'indiquer la conduite à tenir en pareille occurrence, je ferai remarquer que ces cas sont de beaucoup les plus nombreux. Comme le disent MM. Demons et Pousson : « En dehors des faits dans lesquels le corps du délit est directement perçu par le doigt introduit dans le rectum ou le vagin, l'observateur le plus sagace, celui qui sait le mieux analyser les symptômes subjectifs et objectifs présentés par le malade en reste réduit le plus souvent à de simples conjectures, aux seules probabilités de l'anatomie pathologique qui nous enseigne que, dans la grande majorité des cas, les calculs s'arrêtent à l'extrémité supérieure de l'uretère. »

Dans ces circonstances, voici quelle est la marche à suivre :

Incision de la néphrotomie. — Le rein, mis à nu, il faut le fendre délibérément sur son bord convexe jusqu'au bassinet. Si le temps presse, si le malade est déjà très urémique, s'il importe de ne pas perdre de temps, drainer le bassinet à la gaze iodoformée, sans trop s'inquiéter de l'hémorragie, qui s'arrête par ce simple tamponnement ; terminer rapidement l'opération sans toucher à l'obstacle et sans s'en occuper. Si le malade est encore en bon état, pas trop déprimé, si l'on a devant soi quelque répit, le rein ouvert, il faut, par un catéthérisme rétrograde de l'uretère, s'assurer du siège du calcul, puis soit tenter son extraction par une des manœuvres indiquées en parlant de la néphrotomie, soit faciliter sa progression dans la vessie, progression rendue généralement facile par le sommeil chloroformique, qui fait cesser le spasme. Puis, si l'état du rein le permet, s'il n'y a pas trace d'infection, il faut tenter la réunion immédiate de la plaie rénale, réunion du reste en général aisée à obtenir. Pour cela, on pratiquera la suture du rein suivant les conseils donnés par Tuffier et qu'il est inutile de reproduire ici. Je dirai seulement que cette suture se fait à l'aide de quatre à cinq points de fort catgut que l'on passe en pleine substance rénale.

Le remarquable succès obtenu par Legueu tout récemment doit encourager à rechercher désormais, quand elle est possible, cette réunion immédiate.

Enfin, il est des cas où l'*on ne connaît même pas le côté obstrué*.

Ces cas sont très rares ; si l'on a soin de rechercher et d'analyser les moindres phénomènes subjectifs et objectifs présentés par le malade soit dans son passé, soit dans la crise actuelle, on arrivera le plus souvent à faire le diagnostic du côté obstrué. Parfois cependant on reste dans le doute. Il faut alors faire une néphrotomie pour ainsi dire exploratrice en choisissant un peu au hasard le côté à explorer, quitte à se décider à une deuxième intervention du côté opposé, si la première exploration n'a rien donné. Ce sont évidemment là des cas bien défavorables, mais la gravité de la situation excuse toutes les hardiesses.

CHAPITRE VIII

OBSERVATIONS

I. — Résumé de 68 cas d'anurie calculeuse traités médicalement.

Observation I. — (Everard Home : « Traité des maladies de la prostate. »)

Homme de vingt-quatre ans.

Début de l'anurie. — Anurie subite avec douleurs néphrétiques.

Terminaison. — Mort le 7e jour.

Autopsie. — Pas trace du rein gauche, oblitération calculeuse de l'urétère droit.

Observation II. — (Dittel, cité par Ebstein.)

Homme de trente-neuf ans.

Antécédents. — Coliques néphrétiques avec hématurie et oligurie.

Début de l'anurie. — Anurie dans une de ces crises.

Période de tolérance. — Non indiquée.

Période urémique. — Délire, coma, vomissements.

Terminaison. — Guérison, mais récidive un mois après et mort.

Autopsie. — Calculs dans les deux bassinets.

Observation III. — (Salgado, cité par Ebstein.)

Femme de soixante-trois ans.

Antécédents. — Lithiase rénale depuis quinze ans.

Période de tolérance. — Durée non indiquée.

Terminaison. — Guérison après expulsion de graviers et d'un calcul gros comme un haricot.

OBSERVATION IV. — (Muhrbeck *in* Merklen).

Homme de soixante ans.

Antécédents. — Lith[...].se rénale datant de trois ans.

Début de l'anurie. — Douleur vive dans le rein gauche.

Période de tolérance. — Anurie absolue avec persistance d'une douleur vive.

Période urémique. — Sueurs copieuses. Diarrhée, coma.

Terminaison. — Mort le 11e jour.

Autopsie. — Rein unique. Bassinet complètement rempli par un calcul. Pas de liquide.

OBSERVATION V. — (Julia Fontenelle : « Arch. de Méd., » t. II, 1823.)

Homme.

Antécédents. — Coliques dont deux déjà suivies d'anurie (après une violente colère).

Début de l'anurie. — Deux mois après la dernière attaque, colique violente et anurie à la suite d'une vive colère.

Période urémique. — Au 3e jour, épistaxis qui nécessite le tamponnement.

Terminaison. — Mort au 8e jour.

Autopsie. — Pas de rein à gauche. Rein droit cinq fois plus gros, mais de structure normale. Calcul urique dans l'orifice supérieur de l'urétère.

OBSERVATION VI. — (Paget : « Trans. of the Cl. Soc. of London », t. II, 1869.)

Homme de soixante-quatorze ans.

Antécédents. — Rhumatisant. Obèse.

Début de l'anurie. — Anurie sans douleur ni gêne.

Période de tolérance. — Pas de trouble jusqu'au 13e jour, sauf un vomissement au 7e. Au 9e jour, voyage sans accident.

Période urémique. — Au 11e jour, somnolence; il est difficile à réveiller. Le 15e jour, quelques mouvements convulsifs qui cessent à la suite d'une miction abondante. Le 17e jour, reprise de l'anurie.

Mouvements convulsifs, tremblements, abattement. conscience conservée, selles fétides. La prostration augmente.

Terminaison. — Mort le 22ᵉ jour.

Autopsie. — A droite : rein kystique. Uretère perméable. A gauche : rein congestionné. kystique par place, non dilaté. Uretère : calcul à deux pouces de la vessie. On peut passer un stylet entre lui et la paroi.

OBSERVATION VII. — (Weber : Soc. méd. du Haut-Rhin, 1867.) Cinquante-neuf ans.

Antécédents. — Accidents néphrétiques il y a dix ans.

1ʳᵉ crise. *Début de l'anurie.* — Douleur dans le flanc gauche.

Période de tolérance. — Tolérance de 9 jours sans autre signe que sensation de plénitude et douleurs dans le flanc gauche.

Période urémique. — Agitation; malaise; insomnie; refroidissement. Pouls lent et faible; démangeaisons; dyspnée sans signe d'auscultation. Commencement d'épanchement abdominal. Œdème des pieds.

Terminaison. — Guérison au 20ᵉ jour par miction abondante.

2ᵉ crise. *Début.* — 3 jours après à la suite de colère.

Terminaison. — Guérison au 1ᵉ jour.

3ᵉ crise. *Début.* — 1 jour après à la suite d'une contrariété.

Terminaison. — Guérison au 2ᵉ jour.

4ᵉ crise. *Début* — 1 jour après.

Période urémique. — Agitation; affaiblissement; intolérance gastrique; frissons; sensation de paralysie douloureuse des membres inférieurs. Intelligence complète. Pas de coma.

Traitement. — Douche froide sur le rein gauche.

Terminaison. — Mort au 5ᵉ jour de la nouvelle crise, au 60ᵉ jour environ à dater du début de la 1ʳᵉ crise (1ᵉʳ juillet-29 août).

OBSERVATION VIII. — (Kostlin : Arch. de méd., 1869.) Femme de cinquante-quatre ans.

Antécédents. — Douleurs du foie. Douleurs périodiques du rein avec hématurie.

Début de l'anurie. — Après un violent refroidissement, anurie avec vomissements incoercibles.

Terminaison. — Mort le 13e jour par œdème pulmonaire.

Autopsie. — Hypertrophie des deux reins, légère dilatation des bassinets. Obstruction des deux uretères à leur partie supérieure.

OBSERVATION IX. — (Anglada : Bibl. de méd. prat., 1844.)
Homme de soixante-quinze ans.

Antécédents. — Douleurs lombaires sourdes d'abord, puis coliques néphrétiques.

Début de l'anurie. — Après un travail pénible, douleurs lombaires avec vomissements et anurie.

Période de tolérance. — Tolérance absolue de 3 jours.

Période urémique. — Constipation opiniâtre. Le 7e jour, ascite et œdème malléolaire. Soif intense.

Traitement. — Calomel.

Terminaison. — Guérison le 11e jour. Émission de cinq litres d'urine. Mort un mois après, d'hecticité.

OBSERVATION X. — (Même source).
Homme.

Période de tolérance. — Anurie de 13 jours. Vaque à ses occupations. Le 13e jour, plusieurs litres d'urine.

Terminaison. — Guérit au 13e jour de son anurie; mais un mois après, fièvre et mort.

Autopsie. — Un rein atrophié (dernière phalange du petit doigt); l'autre, gros. Uretère obstrué par un calcul pointu fixé dans la muqueuse à la portion moyenne. Dilaté au-dessus. L'urine s'était frayé un passage entre la paroi et le calcul.

OBSERVATION XI. — (« Bulletin de thérapeutique », 1861, p. 433.)
M. L..., soixante ans.

Antécédents. — Coliques néphrétiques avec expulsion de petits calculs. Rien ne mettant sur la voie du diagnostic de rein unique.

Début de l'anurie — Souffre depuis plusieurs jours. L'anurie débute au cours de ces douleurs.

Période de tolérance. — Quelques jours à peine; sans indication de durée précise.

Période urémique. — Les accidents généraux marchent vite, mais on n'indique ni quels ils sont, ni à quelle date.

Terminaison. — Mort avec délire.

Autopsie. — Rein droit atrophié (grosse noix). Urétère : simple cordon. Rein gauche : gros, ramolli, rouge; gravelle fine et abondante. Urétère normal; gravelle fine et abondante, mais non suffisante pour l'obstruer.

OBSERVATION XII. — (Prus : Soc. Anat.)

Femme de quatre-vingts ans.

Début de l'anurie. — Douleurs lombaires subites. Anurie.

Période de tolérance. — Anurie de 8 jours sans indication d'autre signe. Au 8e jour, hémiplégie.

Terminaison. — Mort le 10e jour d'hémorragie cérébrale.

Autopsie. — Calcul obstruant les urétères à une petite distance des reins. Pas de lésion rénale. Très légère distension des bassinets par liquide rouge. Hémorragie cérébrale.

OBSERVATION XIII. — (Hutchinson : « Lancet », 1871.)

Homme âge moyen.

Antécédents. — Lithiase rénale ancienne. Un rein antérieurement détruit par pyélite calculeuse.

Début de l'anurie. — Vu au 4e jour de l'anurie seulement.

Période de tolérance. — Pas d'accident pendant toute la durée. Au 6e jour, après un bain, retour des urines pendant douze heures. Au 9e jour, retour définitif, polyurie.

Terminaison. — Guérison au 9e jour.

OBSERVATION XIV. — (Nunneley : « Trans. of the path. Soc. » Cité par Hutchinson, « Lancet », 1871.)

Femme de trente-trois ans.

Antécédents. — Lithiase rénale.

Période de tolérance. — Durée, 6 jours.

Période urémique. — Au 6e jour, quelques soubresauts des tendons. Prostration; vomissements; soif; conscience parfaite.

Terminaison. — Mort au 12e jour.

Autopsie. — Calculs dans les deux reins. Lésions rénales telles que l'on a peine à retrouver leur structure.

Observation XV. — (Hutchinson : « Lancet », 1874.)

Homme de cinquante ans.

Antécédents. — Excès multiples.

Période de tolérance. — Très courte.

Période urémique. — Très rapidement, nausées, faiblesse, transpiration, puis assoupissement, subdélire, sueurs urineuses.

Terminaison. — Mort dans le coma.

Observation XVI. — (Tournadre : « Gaz. des Hôp. »)

Homme.

Antécédents. — Rhumatisant ; rend depuis quelque temps des urines rouges.

Début de l'anurie. — Sans douleur avec diarrhée séreuse.

Période de tolérance. — Deux jours à peine.

Période urémique. — Dès le 3ᵉ jour, ventre ballonné, dyspnée, douleurs à l'épaule gauche, nausées. pouls lent. Le 6ᵉ jour, respiration suspirieuse, subdélire. Le 8ᵉ jour, dyspnée intense. Après un bain, expulsion de graviers. Urine toute la soirée et toute la nuit.

Traitement. — Bain prolongé.

Terminaison. — Guérison au 8ᵉ jour.

Observation XVII. — (Arnodru : « Bul. Soc. Anat », 1875.)

Femme de soixante-huit ans.

Début et période de tolérance. — Nul renseignement. La malade est trouvée seule dans une chambre en plein coma.

Période urémique. — Coma d'où elle ne sortait que par des excitations très vives. Pression de l'abdomen très douloureuse. Respiration stertoreuse, pouls filiforme.

Terminaison. — Mort.

Autopsie. — Calcul (œuf de poule) enchatonné dans le trigone et comprimant l'embouchure des deux uretères. Rein gauche : poche kystique. Un peu de pus dans l'atmosphère celluleuse. Urétère dilaté (pouce). Rein droit : hypertrophié, non dilaté. Bassinet et urétère dilatés. Pleurésie diaphragmatique gauche.

Observation XVIII. — (Secondo Mancini : « La Sperimentale », juin 1875.)

Antécédents. — Coliques néphrétiques.

Début de l'anurie. — Dès le 1er jour, d'une de ces coliques.

Période de tolérance. — Les douleurs se calment.

Période urémique. — Assez vite, vomissements. Le 6e jour, convulsions et coma.

Terminaison. — Mort le 9e jour.

Autopsie. — Reins un peu augmentés de volume. Dans chaque bassinet un calcul simplement appliqué sur l'orifice de l'urétère.

OBSERVATION XIX. — (Gaultier de Claubry : « *In* Rayer », t. III, p. 27.)

Antécédents. — Bien des excès. Coliques antérieures avec expulsion de calculs et rétention.

Début de l'anurie. — Subit.

Période de tolérance. — Durée non signalée. Sensation de malaise dès le début.

Période urémique. — On note à des dates non indiquées : insomnie, inappétence, froid aux jambes avec douleurs intolérables aux genoux et aux mollets, œdème et ascite, affaiblissement progressif, oppression.

Terminaison. — Mort le 11e jour.

Autopsie. — Un calcul dans le rein droit, quatre dans le rein gauche. Urétères rétractés. Reins congestionnés.

OBSERVATION XX. — (Rayer : « Trait. des mal. des reins », III.)

M. V..., soixante-quatre ans.

Antécédents. — Douleur dans la région rénale droite à vingt-deux ans, avec hématurie. Embonpoint pathologique.

Début de l'anurie. — Douleurs dans le rein gauche.

Période de tolérance. — Anurie avec douleurs vives à gauche. On constate une hydronéphrose à droite.

Période urémique. — Pas d'indication précise.

Terminaison. — Mort le 25e jour.

Autopsie. — Rein droit, hydronéphrose volumineuse. Urétère oblitéré par un calcul à la portion supérieure. Rein gauche gros, congestionné. Bassinet dilaté. Calcul obstruant l'urétère.

OBSERVATION XXI. — (Roberts : « On urinary and renal diseases », 1876.)

Homme de soixante-seize ans.

Antécédents. — Coliques néphrétiques.

Début de l'anurie. — Douleur violente dans le rein gauche après longue promenade ; mictions fréquentes. Le 5e jour de cette douleur, anurie.

Période de tolérance. — Anurie sans trouble pendant 4 jours Disparition de la douleur; on sent à droite la région rénale plate; à gauche, on trouve un rein normal.

Rémission au 4e jour (une pinte d'urine sans albumine); au 5e, 12 onces d'urine à 1 gr. 92 d'urée par once.

Période urémique. — Le 5e jour, nausées, vomissements anorexie, troubles intellectuels. Le 6e jour, hoquet, langue sèche, myosis. Le 7e jour, respiration interrompue par instants, tremblement, apathie. Le 9e jour, coma.

Terminaison. — Mort le 10e jour dans le coma.

Autopsie. — Rein droit, atrophie complète. Urétère, cordon fibreux. A sa portion moyenne, épaissi et doublé de volume, sans calcul. Rein gauche, gros et congestionné. Urétère dilaté. Trois calculs d'oxalate de chaux à la portion inférieure. L'un est engagé dans la vessie.

OBSERVATION XXII. — (Roberts : « On urinary and renal diseases. »)
Homme de cinquante-neuf ans.

Antécédents. — Coliques néphrétiques à gauche, il y a quatre ans, suivies de l'expulsion de deux calculs uriques.

Début de l'anurie. — Douleur subite dans le rein droit avec mictions fréquentes. Le soir, anurie.

Période de tolérance. — Anurie sans troubles sérieux pendant six jours. A noter cependant : peu de sommeil, diminution de la force musculaire. Le 4e jour, quelques nausées, appétit normal.

Période urémique. — Le 7e jour, tressaillements, langue sèche, insomnie, assoupissement, quelques nausées. L'état s'aggrave ensuite. On note : assoupissement avec réveils en sursaut, diminution de la température, agitation, myosis, soif, vomissements, respiration suspirieuse. L'intelligence reste normale (traite des affaires). Plus tard, délire qui cesse si on lui parle. La respiration devient très difficile. Ni convulsions, ni coma.

Terminaison. — Mort le 10ᵉ jour.

Autopsie. — Rein droit : gros, congestionné, non dilaté, quelques points ecchymotiques. Urétère non dilaté, calcul au-dessus de l'embouchure de la vessie. Rein gauche : poche kystique purulente. Urétère obstrué à son origine.

OBSERVATION XXIII. — (Roberts : « On urinary and renal diseases. »)

Homme de quarante ans.

Antécédents. — Coliques néphrétiques à droite, expulsion de calculs.

Début de l'anurie. — Douleur dans le rein gauche. Pendant quinze jours, urine très claire. Le 16ᵉ jour, anurie.

Période de tolérance. — Pas de renseignement. Le malade n'est vu que la veille de sa mort.

Période urémique. — On note : myosis, tressaillements, respiration suspirieuse avec interruptions. Langue sèche. Agitation. Indifférence mais répond avec intelligence. Ni coma, ni convulsions.

Terminaison. — Mort.

Autopsie. — Rein droit en voie d'atrophie, réduit à une coque pâle. Urétère oblitéré à son origine. Rein gauche très gros, mais sain. Petits calculs dans les calices. Légère distension. Urétère un peu dilaté. Calcul à l'embouchure de la vessie ; il tombe dans la vessie pendant les manipulations.

OBSERVATION XXIV. — (Roberts : « On urinary and renal diseases. »)

Homme de soixante-cinq ans.

Antécédents. — Coliques antérieures.

Début de l'anurie. — Souffre depuis quinze jours et urine très irrégulièrement ; des jours, pas du tout ; d'autres jours, beaucoup.

Période de tolérance. — Pas de renseignements. Vu seulement en période urémique ; l'anurie n'est jamais absolue.

Période urémique. — Tressaillements, myosis. Intelligence normale, quand on éveille son attention.

Terminaison. — Mort le 15ᵉ jour.

OBSERVATION XXV. — (Roberts : « On urinary and renal diseases. »)

Début de l'anurie. — Souffre depuis quelques jours de troubles indiquant un calcul en migration. Les douleurs se calment. Anurie.

Période de tolérance. — 6 jours. On note seulement : douleur derrière la prostate provoquée par le toucher rectal et un peu de douleur hypogastrique à la toux. Une cuillerée à thé d'urine de loin en loin.

Période urémique. — Le 7e jour, tendance à l'assoupissement, à l'égarement. Le 9e jour, diarrhée, moins d'assoupissement mais langue chargée, appétit nul. Le 11e jour, urine abondante, amélioration. Le lendemain, douleur vive à gauche et au-dessus du pubis, miction abondante.

Terminaison. — Guérison le 11e jour.

OBSERVATION XXVI. — (Roberts.)

Homme dans la force de l'âge.

Antécédents. — Coliques néphrétiques fréquentes avec expulsion de graviers.

Début de l'anurie. — Douleurs dans les lombes des deux côtés ; à la suite, anurie.

Période de tolérance. — 9 jours, sans autre signe que l'inappétence.

Terminaison. — Guérison le 10e jour par l'expulsion de trois ou quatre petits calculs uriques.

OBSERVATION XXVII. — (Foissac : « Union méd. », 1876.)

M. de L...., vingt-cinq ans.

Antécédents. — Père goutteux. Embonpoint considérable, hypochondrie ; légères attaques d'asthme.

Début de l'anurie. — Douleurs dans la fosse iliaque gauche, puis droite ; anurie 18 jours après le début.

Période de tolérance. — Trois à quatre jours au plus, assez vite apparaissent des troubles légers, mais semblant se lier à l'urémie.

Période urémique. — Le 5e jour, étouffement, dégoût et vomissements. Les jours suivants, rêveries, hoquet, réveils fréquents dans le sommeil ; égarement, dyspnée, congestion pulmonaire et crachats sanguinolents.

Traitement. — Digitale (elle calme les vomissements). Un vésicatoire, Électrisation.

Terminaison. — Mort le 17e jour, de dypsnée, sans convulsions et avec une intelligence normale.

OBSERVATION XXVIII. — (Hérard : « Soc. méd. des hôp. », 1877.) Homme.

Début de l'anurie. — A la suite d'une colique néphrétique à droite.

Période de tolérance. — Durée non indiquée.

Période urémique. — Vomissements, constipation opiniâtre, délire à peu près dès le début de l'anurie. La constipation cesse sous l'influence de purgatifs drastiques.

Terminaison. — Guérison.

OBSERVATION XXIX. — (Tenneson : « Soc. méd. des hôp. », 1879.) Homme de cinquante-six ans.

Antécédents. — Jamais de signe de lithiase.

Début de l'anurie. — Brusquement, sans douleur, en pleine santé.

Période de tolérance. — 10 jours. Très léger œdème des jambes, un petit tophus sur l'hélix.

Période urémique. — Au 11e jour, vomissements, éructations, langue sale, tremblements. Température rectale, 36°8. Quelques heures de coma à la fin.

Terminaison. — Mort le 15e jour.

Autopsie. — Rein droit un peu sclérosé. Un calice a subi seul une dilatation notable. Uretère oblitéré dans son 1/3 supérieur par un calcul urique. Rein gauche un peu gros, congestionné. Un calcul libre dans un calice mais pouvant obstruer l'uretère si on l'y engage.

OBSERVATION XXX. — (Tenneson : « Soc. méd. des hôp. », 1879.) Homme dé cinquante-cinq ans.

Début de l'anurie. — Présente depuis quelque temps tous les signes de la néphrite interstitielle. Brusquement anurie.

Période urémique. — Urémie rapide.

Terminaison. — Mort en 11 jours.

Autopsie. — Cœur hypertrophié. Bassinets remplis par un calcul urique. Reins : calculs dans les calices; ils présentent le type de la néphrite interstitielle secondaire.

OBSERVATION XXXI. — (James Russel : « Med. Times and Gazette », 1880.)

Homme de quarante-neuf ans.

Antécédents. — Rhumatisme, gravelle, coliques néphrétiques, surtout à gauche.

Début de l'anurie. — Douleurs rénales avec vomissements, puis anurie.

Période de tolérance. — Vu au 12ᵉ jour sans trouble grave.

Période urémique. — On note un peu d'abattement, sueurs profuses. Vers le 19ᵉ jour, œdème considérable des membres inférieurs. Le 20ᵉ jour, polyurie, expulsion d'un calcul.

Terminaison. — Guérison le 20ᵉ jour. Mort plusieurs mois après d'accidents mal déterminés.

Autopsie. — Rein gauche atrophié ; calcul dans le bassinet. Rein droit, hypertrophié. Urétère obstrué à son extrémité inférieure. Dilaté au-dessus ainsi que le bassinet.

OBSERVATION XXXII. — (Wilcox : « The med. Rec. », 1880.)

Antécédents. — Lithiase rénale occasionnant périodiquement des crises d'anurie. Ces crises sont précédées par une douleur dans le côté gauche ; elles passent sans trouble important.

La dernière crise se termina par la mort sans urémie, à la suite de la perforation du bassinet et de l'épanchement de l'urine dans l'abdomen.

Autopsie. — Rein droit absent. Rein gauche congestionné, parsemé de taches livides ; petite perforation à sa partie antéro-supérieure. Bassinet aminci ; traces de dilatation. Urétère obstrué au voisinage de la vessie par une masse ovoïde contenant dans une capsule fibreuse deux calculs d'acide urique. On trouve trois pintes d'urine épanchée dans l'abdomen.

OBSERVATION XXXIII. — (Merklen : Th., Paris, 1881.)

Homme de vingt-huit ans.

Antécédents. — Alcoolisme, plusieurs coliques, expulsion de graviers.

Début de l'anurie. — Au 4ᵉ jour d'un accès de colique néphrétique.

— 123 —

Période de tolérance. — L'anurie dure 3 jours, sans trouble. Pyurie (abcès probable d'un calice.)

Terminaison. — Guérison le 4ᵉ jour.

Observation XXXIV. — (Même source.)
Homme de trente-six ans.

Antécédents. — Mère : coliques néphrétiques. A relever : alcoolisme, syphilis. Embonpoint quasi-pathologique. Douleurs rénales fréquentes. *Accès fréquents d'anurie* qui coïncident toujours avec les douleurs rénales. Après les accès, polyurie, albuminurie; guérison.

Observation XXXV. — (Hahner : « Berl. klin. Woch. », 1881.)
Homme de cinquante et un ans.

Début de l'anurie. — Après une marche fatigante, légère hématurie; deux jours après, colique néphrétique avec envies fréquentes d'uriner et vomituritions. Deux jours plus tard, anurie.

Période de tolérance. — Absente.

Période urémique. — Accidents dès le début. On note : subdélire, somnolence, diarrhée, sueurs, lipothymies, agitation, collapsus cardiaque.

Terminaison. — Mort le 6ᵉ jour.

Autopsie. — Rein droit : hydronéphrose (tête d'adulte), contient du gravier et des calculs. Uretère oblitéré à la partie supérieure par des concrétions grosses comme des lentilles. A gauche, mêmes lésions; oblitération en un point identique.

Observation XXXVI. — (Schwengers : « Berl. klin. Woch. », 1881.)
Homme de cinquante-sept ans.

Antécédents. — A l'habitude d'uriner dès qu'il a bu. Anurie il y a quatre ans.

Début de l'anurie. — Douleurs dans le flanc droit, avec irradiations dans la fosse iliaque gauche. Anurie.

Période de tolérance. — La délimitation entre les deux périodes n'est pas nette; on passe insensiblement de l'une à l'autre. On note dès les premiers jours quelques vomissements, soif, perte graduelle des forces, peau sèche, haleine urineuse. Pas de céphalalgie; pas de troubles visuels.

Période urémique. — Au 8ᵉ jour, les accidents deviennent graves après injection de pilocarpine : sueur, salivation, coma, respiration stertoreuse, œdème pulmonaire.

Traitement. — Pilocarpine.

Terminaison. — Mort au 9ᵉ jour.

Autopsie. — Absence du rein gauche. Rein droit : gros, non dilaté, quelques concrétions dans les calices. L'uretère obstrué par calcul urique à 0.02 cent. au-dessous du hile.

Observation XXXVII. — (Reliquet. « Union Méd. », 1882.)

Homme de quarante ans.

Antécédents. — Lymphatique. Jamais de colique néphrétique.

Début de l'anurie. — Colique néphrétique. Injection de morphine, anurie complète.

Période de tolérance. — Tolérance absolue de 8 jours.

Période urémique. — Au 9ᵉ jour : ascite, vomissements, somnolence, lenteur des perceptions.

Traitement. — Lavements froids. Compression des membres inférieurs.

Terminaison. — Mort au 9ᵉ jour.

Observation XXXVIII. — (Reliquet : « Union Méd. », 1882.)

Homme de cinquante ans.

Antécédents. — Accès de goutte. Coliques néphrétiques d'abord presque exclusivement à gauche, depuis cinq ans uniquement à droite.

Début de l'anurie. — Colique néphrétique à droite. Deux jours après, les douleurs se calment. Anurie.

Période de tolérance. — Tolérance absolue de 5 jours. Très légère sensibilité du flanc droit.

Traitement. — Compression des membres inférieurs et lavements froids.

Terminaison. — Guéri de son anurie au 5ᵉ jour, mais présente divers accidents de pyélo-néphrite. Calcul arrêté dans la vessie ; il faut le broyer.

OBSERVATION XXXIX. — (Bell : « Lancet », 1883.)

Homme de quarante-neuf ans.

Antécédents. — Embonpoint. Expulsion de plusieurs calculs dont le malade sent fort bien la marche à travers l'urétère.

Début de l'anurie. — Il sent un calcul s'engager dans l'urétère droit, le lendemain un autre s'engager dans l'urétère gauche. Anurie.

Période de tolérance. — Très légère douleur dans les lombes. Tolérance absolue de quatre jours.

Période urémique. — Le 5ᵉ jour, signes d'abord légers d'intoxication, odeur urineuse de l'haleine et de la sueur qui est abondante ; tressaillements pendant le sommeil, affaiblissement. Il sent le calcul gauche s'approcher de la vessie.

Terminaison. — Mort le 7ᵉ jour, de syncope, en s'asseyant sur son lit.

Autopsie. — Reins gros et congestionnés, non dilatés. Calculs dans les reins et les urétères, un très près de la vessie à gauche.

OBSERVATION XL. — (Perkoht : « Cent. für Ch. », 1881.)

Homme de cinquante ans.

Antécédents. — Coliques néphrétiques et émission de sable.

Début de l'anurie. — Anurie à la suite d'une colique néphrétique.

Période de tolérance. — Nul trouble n'est indiqué pendant dix jours.

Période urémique. — Au 11ᵉ jour, diarrhée abondante, collapsus.

Terminaison. — Mort au 12ᵉ jour.

OBSERVATION XLI. — (Eger : « Cent. für Chir. », 1881.)

Homme de cinquante-neuf ans.

Antécédents. — Calculs expulsés depuis l'enfance.

Début de l'anurie. — Anurie 18 jours après l'expulsion d'un calcul survenue après une colique néphrétique. L'anurie est précédée de quelques nouvelles douleurs du même côté.

Période de tolérance. — Anurie sans trouble de l'état général, « Euphorie » absolue jusqu'au 8ᵉ jour.

Période urémique. — Au 9ᵉ jour, convulsions.

Terminaison. — Mort le 9ᵉ jour.

Autopsie. — Rein droit; substance médullaire détruite; calices et bassinet dilatés; sable et graviers. Urétère obstrué à la sortie du bassinet. Rein gauche, mêmes lésions. Urétère obstrué à 0ᵐ05 de la vessie.

OBSERVATION XLII. — (Chappot de la Chanonie : « Conc. Méd. », 1884.)

Homme de soixante-six ans.

Début de l'anurie. — Douleurs lombaires et anurie survenant au milieu des signes d'embarras gastrique.

Période de tolérance. — Anurie de quinze jours sans autre accident que deux selles diarrhéiques par jour. Transpiration modérée. Le 15ᵉ jour, polyurie.

Terminaison. — Guérison le 15ᵉ jour.

OBSERVATION XLIII. — (Orlousky : « Cent. für Ch. 1881 », nᵒ 3.)

Homme de quarante-neuf ans.

Antécédents. — Signes de lithiase urinaire depuis quelques années.

Début de l'anurie. — Anurie brusque avec violente envie d'uriner.

Période de tolérance. — Pas d'accident pendant les cinq premiers jours. Un peu de douleur dans les lombes.

Période urémique. — Le 5ᵉ jour, insomnie, céphalée. Le 9ᵉ jour, vomissements contenant de l'urée. Le malade est incommodé par une forte odeur ammoniacale. Crampes, perte de connaissance à la suite d'une saignée. Le 16ᵉ jour, diarrhée contenant de l'urée.

Traitement. — Saignée.

Terminaison. — Mort au 18ᵉ jour, dans le collapsus.

Autopsie. — Rein droit légèrement dilaté. Urétère : calcul à 0.07 de l'orifice supérieur (pois); un second plus petit à l'embouchure de la vessie. Rein gauche dilaté, urine trouble. Urétère obstrué par un calcul.

OBSERVATION XLIV. — (Charpentier : « Concours Méd. », 1ᵉʳ décembre 1883.)

Homme de cinquante-huit ans.

Début de l'anurie. — Anurie consécutive à des coliques néphrétiques.

Période de tolérance. — 5 jours de tolérance parfaite.

Terminaison. — Guérison le 5e jour.

OBSERVATION XLV. — (Feilchenfeld : « Cent. für Chir. », 1886.)
Homme.

Antécédents. — Tabétique. Urinait lentement. Jamais de crise vésicale ou rénale.

Début de l'anurie. — Subit.

Période de tolérance. — Nulle indication. Hydronéphrose ponctionnée à plusieurs reprises.

Période urémique. — Nulle indication de trouble.

Terminaison. — Mort le 15e jour.

Autopsie. — Rein et uretère droits absents. On ne trouve qu'un petit corps gros comme une prune. Rein et bassinet gauches dilatés et calculeux. Uretère gauche contient un calcul à l'embouchure de la vessie.

OBSERVATION XLVI. — (Ostrander : « New-York Med. Journal », 26 novembre 1887.)

Début de l'anurie. — Anurie, 5 jours après une colique néphrétique. L'anurie est précédée d'une journée d'oligurie avec pollakiurie.

Période de tolérance. — Anurie sans trouble très important pendant 6 jours. On note cependant : insomnie, diarrhée légère, œdème des pieds et des jambes ; plus tard, du scrotum.

Période urémique. — Le 6e jour. faiblesse extrême. Le 7e jour, « esprit un peu errant », léger délire. Les 8e et 9e jours, polyurie.

Terminaison. — Guérison le 8e jour.

OBSERVATION XLVII. — (Dubuc : Soc. Méd. du IXe arrondissement, 10 mars 1887.)
Homme de cinquante-huit ans.

Antécédents. — Coliques néphrétiques antérieures avec expulsion de graviers uriques rugueux gros comme la moitié d'une lentille.

Début de l'anurie. — Le 30 janvier, colique à droite avec oligurie et expulsion de sable rouge. Le 5 février, colique à gauche avec anurie.

Période de tolérance. — Tolérance de 13 jours. Anurie non absolue. Tous les jours, une certaine quantité d'urine (de 80 grammes à 700 grammes).

Période urémique. — Le 13e jour, signes d'urémie qui ne sont pas nettement indiqués. Temp. 36°2. Intelligence nette. Le 14e jour, débâcle et amélioration. Puis cinq jours plus tard, l'état s'aggrave ; vomissements, affaiblissement.

Terminaison. — Mort le 25e jour, avec intelligence très nette.

OBSERVATION XLVIII. — (Godlee : Soc. roy. de Méd. et Chir. de Londres, 25 mars 1887.)

Homme de trente et un ans.

Antécédents. — Coliques néphrétiques fréquentes. Néphrite (sang, pus, albumine, cylindres, bactéries). Abcès périnéphrétique droit incisé. L'albumine disparaît, mais les coliques reparaissent.

Période de tolérance. — Anurie de 9 jours sans indication d'aucun trouble. Au 7e jour, ponction du bassinet, que l'on trouve vide. Deux jours plus tard, l'urine revient, mais le malade meurt cinq jours après.

Terminaison. — Mort.

Autopsie. — Rein droit, vaste poche pleine de pus. Urétère, gravier dans le milieu de l'urétère qui est dilaté au-dessus. Rein gauche à peu près sain. On note une légère prolifération conjonctive.

OBSERVATION XLIX. — Parker. (Même source.)

Garçon de treize ans.

Antécédents. — Chute sur la région lombaire, douleur dans le rein droit, vomissements, hématurie. Rétablissement, puis reprise des accidents par deux fois. Formation à droite d'une hydronéphrose que l'on ponctionne d'abord, que l'on incise ensuite.

Début de l'anurie. — A dater de cette incision, oligurie, puis anurie.

Période urémique. — Nulle indication des troubles présentés.

Terminaison. — Mort.

Autopsie. — Rein gauche, sac rempli de calculs. Rein droit, hypertrophié ; plusieurs calculs dans les calices. Urétère droit, petit gravier.

OBSERVATION L. — (Demons : Soc. Méd. Bordeaux, déc. 1888.)

Homme de soixante ans.

Antécédents. — Obèse, diabétique, cardiaque, coliques néphrétiques antérieures.

Début de l'anurie. — Débute pendant une colique.

Période de tolérance. — Durée, huit jours. Pas la moindre douleur spontanée ou provoquée. Pas d'autre symptôme qu'un malaise général et une préoccupation très vive.

Période urémique. — Meurt presque subitement, avec quelques mouvements convulsifs, en se recouchant.

Traitement. — Jaborandi; diurétiques.

Terminaison. — Mort au 8ᵉ jour.

OBSERVATION LI. — Demons. (Même source.)

Homme de soixante ans.

Antécédents. — Très sujet aux coliques néphrétiques.

Début de l'anurie. — Après une colique du côté droit.

Période de tolérance. — Tolérance absolue pendant 6 jours. On note douleur dans le rein droit; on songe à une hydronéphrose et l'on ponctionne. Il ne sort que du sang. Au 6ᵉ jour, expulsion d'une grande quantité d'urine et d'un calcul.

Traitement. — Diaphorétiques; diurétiques.

Terminaison. — Guérison au 6ᵉ jour.

OBSERVATION LII. — Demons. (Même source.)

Homme de cinquante ans.

Antécédents. — Sujet aux coliques néphrétiques.

Début de l'anurie. — Après une colique néphrétique.

Période de tolérance. — Dure à peu près 6 jours. Anurie à peu près absolue (un demi-verre à Bordeaux d'urine tous les jours). Un peu de douleur dans la région rénale droite; un peu de céphalée.

Période urémique. — Au 7ᵉ jour, légères contractions de la face, un peu de subdelirium. Au 8ᵉ jour, consultation (Demons, Baudrimont, Chatard); mêmes signes.

Traitement. — Diaphorétiques; diurétiques. Embrocations sur l'hypochondre.

Terminaison. — Mort au 8ᵉ jour, quelques heures après la consultation.

Observation LIII. — (Segay ; Soc. de Méd. de Bordeaux, décembre 1888.)

Homme.

Début de l'anurie. — Au milieu d'un accès de colique néphrétique survenu à la suite d'un naufrage.

Période de tolérance. — Tolérance de 8 jours. Au 8ᵉ jour, se décide à venir de la Rochelle à Bordeaux. Dans le trajet, expulsion d'un calcul en forme d'aiguille et d'urine en quantité « non en rapport avec la durée de l'anurie. »

Terminaison. — Guérison au 8ᵉ jour.

Observation LIV. — (Guillet : « Annales de Guyon », 1888, p. 119.)

Homme de quarante-deux ans.

Antécédents. — Coliques néphrétiques, toujours à droite depuis douze ans. Plusieurs lithotrities.

Début de l'anurie. — Le 28 août, douleurs lombaires à droite, hématuries, mictions fréquentes et douloureuses. Il s'y joint une douleur de la région inférieure de l'uretère droit et l'on sent par le rectum un cordon dur. On porte le diagnostic de calcul arrêté dans la région inférieure de l'uretère. Trois mois plus tard (21 décembre), anurie.

Période de tolérance. — N'existe pas.

Période urémique. — Dès le début, abattement, dyspnée, refroidissement.

Terminaison. — Mort le 2ᵉ jour.

Autopsie. — Rein droit, pyélonéphrite, calculs multiples. Uretère très dilaté, calcul engagé dans la portion supérieure. A la portion inférieure, un point de périurétérite qui avait été pris pour un calcul. Uretère gauche absolument atrophié; il doit aboutir à un rein tellement atrophié qu'on n'en retrouve plus de trace.

Observation LV. — (Counsell : « Lancet », 1888, p. 972)

Homme de cinquante-cinq ans.

Antécédents. — Plusieurs coliques néphrétiques depuis dix ans; dernière attaque à droite, il y a un an. Depuis, toujours à gauche.

Début de l'anurie. — Le 15 janvier, colique à gauche, avec oligurie excessive. En même temps, étranglement herniaire qui cède sous le chloroforme. Après le chloroforme, le malade urine 1/2 pinte (33 centilitres). Le 18 janvier, à minuit, après avoir uriné, nouvelle douleur violente à gauche. Anurie.

Période de tolérance. — Durée, 24 heures.

Période urémique. — Presque dès le début, assoupissement, céphalée, contraction des pupilles, soubresauts dans la face et les membres pendant le sommeil d'abord; pendant la veille ensuite. Troubles passagers de la vision. Démangeaisons. Le malade est assez gai. Le 5e jour, polyurie, plus de treize litres en vingt-quatre heures; un peu d'albumine. La polyurie continue les jours suivants.

Terminaison. — Guérison le 5e jour.

Observation LVI. — (Duplay : « Arch. gén. de Méd. », 1888.)
Homme de quarante-deux ans.

Antécédents. — Obèse. Coliques néphrétiques (jamais à gauche). L'an dernier, colique avec anurie de 8 jours, terminée par l'expulsion d'un calcul (noyau de cerise).

Début de l'anurie. — A la suite d'une colique.

Période de tolérance. — Pas de renseignements, car le malade n'entre à l'hôpital que le 15e jour; mais depuis le début il a perdu l'appétit et a des vomissements fréquents.

Période urémique. — A son entrée, on note : douleur dans la région lombaire droite, langue noire et sèche, toux et dyspnée sans phénomène d'auscultation, épistaxis; peau sèche, sensation de froid. Sommeil nul, intelligence parfaite. Dans la nuit du 16e jour, accès d'étouffement; le malade se lève et meurt presque en se recouchant.

Terminaison. — Mort le 16e jour.

Autopsie. — Rein gauche : kyste à liquide rougeâtre, pas de calculs. Bassinet dilaté. Urétère, orifice supérieur obstrué par du tissu fibreux, peut-être congénital. Pas de calculs; perméable dans le reste de son trajet. Rein droit : gros, congestionné; bassinet pas dilaté. Urétère, un calcul à 0m 10 de la vessie.

Observation LVII. — (Même source.)
Homme de quarante-neuf ans.

Antécédents. – Coliques néphrétiques antérieures avec expulsion de graviers.

Début de l'anurie. — Après une colique.

Période de tolérance. — Entre à l'hôpital le 4e jour, ne se plaignant que d'une douleur supportable dans le rein droit. Tolérance absolue de 9 jours.

Période urémique. — Le 9e jour, dans la soirée, douleur plus vive. Mouvements convulsifs.

Terminaison. — Mort le 10e jour, au milieu d'une agitation convulsive.

Autopsie. — Rein gauche, véritable kyste. Bassinet, peu dilaté. Urétère obstrué à son orifice supérieur. Rein droit, gros, congestionné. Bassinet très peu dilaté. Urétère, deux petits calculs à l'union du 1/3 supérieur avec le 1/3 moyen. Distendu au-dessus.

OBSERVATION LVIII. — (De Launay : « Annales de Guyon. »)
Homme de trente-sept ans.

Antécédents. — Atrophie cérébrale congénitale. Antécédents héréditaires rhumatismaux. Plusieurs attaques d'hématurie rénale se produisant avec ou sans douleur lombaire.

Début de l'anurie. — Au milieu de la dernière de ces crises.

Période de tolérance. — Pendant onze jours, anurie absolue, sans autre signe que des vomissements survenant à propos de tout et qui commencent dès le 1er jour.

Période urémique. — Le 18e jour, érythème papuleux confluent. Le 19e, hoquet douloureux. Le 22e, torpeur et excitation. Veut se précipiter par la fenêtre. Le 23e, prostration, pupilles rétrécies, pouls lent, respiration lente.

Traitement. — Electrisation.

Terminaison. — Mort le 23e jour, sans convulsion.

OBSERVATION LIX. — (Pousson : Soc. d.   .d. de Bordeaux, 1889.)
Homme de cinquante-huit ans.

Antécédents. — Lymphatisme, rhumatisme, coliques néphrétiques et autres signes de lithiase : douleurs lombaires, hématurie, etc.

Début de l'anurie. — Au milieu de ces phénomènes lithiasiques, à la suite d'une promenade en voiture, les urines deviennent rares, puis se suppriment.

Période de tolérance. — N'existe pas.

Période urémique. — L'état général est mauvais dès le début. Le 1ᵉʳ jour, agitation vive. Le 3ᵉ, vomissements, œdème des mains et du cou. Le 7ᵉ, avale difficilement. Le 8ᵉ, un peu de délire tranquille. Le 9ᵉ, dyspnée, râles abondants. Le 10ᵉ, perte de connaissance.

Traitement. — Morphine, bains de tilleul, digitale, huile de ricin, huile d'épurge. Ventouses scarifiées, jaborandi et pilocarpine.

Terminaison. — Mort le 10ᵉ jour, sans connaissance.

OBSERVATION LX. — (Laguens : Th., Bordeaux, 1887.)
Homme de cinquante-huit ans.

Antécédents. — Alcoolisme. Coliques néphrétiques nombreuses.

Début de l'anurie. — A rendu deux graviers volumineux, huit jours avant le début des accidents.

Période de tolérance. — La tolérance semble être absolue pendant 18 jours. Nul accident n'est signalé.

Période urémique. — Le 19ᵉ jour, petits mouvements dans les muscles de la face; pouls lent; filiforme; faiblesse; subdélire.

Traitement. — Chiendent nitré; eau de Capvern; bains; frictions de teinture de scille sur la région lombaire. Quatre cautères.

Terminaison. — Mort le 19ᵉ jour.

OBSERVATION LXI. — (Ducourneau : « Gaz. hebd. de Méd. et de Chir. », 8 mars 1890.)
Homme de quarante-sept ans.

Antécédents. — Goutte, coliques néphrétiques.

Début de l'anurie. — Anurie subite le 16 juillet, après 8 jours de douleurs articulaires.

Période de tolérance. — Durée non indiquée.

Période urémique. — Intolérance gastrique absolue. langue saburrale, vomissements fréquents, douleurs abdominales. soif. Le 7ᵉ jour, sueur critique. Du 7ᵉ au 8ᵉ, polyurie (7 litres en 24 heures). Quelques jours plus tard, expulsion de calculs (6 petits, puis un très gros).

Terminaison. — Guérison au 7ᵉ jour.

OBSERVATION LXII. — (Féréol : Soc. Méd. des hôpitaux, 1890, p. 90.)
Homme de quarante-sept ans.

Antécédents. — Goutteux ne s'étant jamais soigné. Déjà deux crises d'anurie précédées de douleurs vagues dans les reins et succédant à des écarts de régime.

Début de l'anurie. — La crise qui fait le sujet de l'observation commence après des excès vénériens par douleurs et hématurie. Il y a olïgurie d'abord, anurie ensuite.

Période de tolérance. — Tolérance *à peu près* absolue pendant les 8 jours de l'anurie. Dans les 3 derniers jours, quelques goutte د d'urine.

Période urémique. — Dans les derniers jours, on notait cependant : ralentissement du pouls (52 pulsations). Température rectale, 37°; dilatation pupillaire, sensation subjective d'odeur ammoniacale. Pas de troubles cérébraux. Au 8e jour, polyurie, 10 litres, donnant 147 grammes d'urée. Expulsion d'un calcul urique gros comme un petit pois et inégal.

Traitement. — Oxygène; ventouses; lait; Evian; Vichy; un purgatif drastique. Au 7e jour, bain; caféine.

Terminaison. — Guérison le 8e jour.

OBSERVATION LXIII. — (Même source, p. 775.)

Sujet de l'observation précédente.

Début de l'anurie. — Douleurs et hématurie à la suite d'écarts de régime. A la suite de ces troubles, anurie accompagnée de vomissements.

Période de tolérance. — Dure 4 jours. Les douleurs se calment notablement, mais elles reviennent par instants, et avec elles des vomissements.

Période urémique. — 4e jour : diarrhée, sensation d'odeur ammoniacale. 8e jour : verbiage, irritabilité; la température baisse, le pouls s'accélère. 9e jour : haleine infecte, stertor, réveils subits avec secousses, intolérance gastrique absolue. 10e jour : pupilles contractées, bouffissure.

Traitement. — Caféine.

Terminaison. — Mort au 10e jour dans un accès d'angine de poitrine.

OBSÉRVATION LXIV. — (Pousson : Soc. de Méd. de Bordeaux, 1891.)
Homme de quarante-huit ans.

Antécédents. — Coliques néphrétiques antérieures. Albuminurie.
Perte des forces.

Début de l'anurie. — Colique néphrétique gauche. Elle se calme
par la morphine, et quelques jours après, sans crise nouvelle,
anurie.

Période de tolérance. — 6 jours sans aucun trouble. Rend quelques
gouttes seulement de liquide sanguinolent.

Terminaison. — Mort de syncope au 6° jour en faisant des efforts
pour uriner.

OBSERVATION LXV. — (Pousson : Soc. méd. de Bordeaux, 1891.)
Femme de quarante-deux ans.

Antécédents. — Bonne santé habituelle. Coliques néphrétiques
antérieures des deux côtés. Rend de gros grains de sable.

Début de l'anurie. -- Colique à gauche; les douleurs se calment,
mais il reste un endolorissement de l'urétère et une douleur à la
pression, surtout dans la portion terminale. Huit jours après, colique
du côté opposé et anurie.

Période de tolérance. — L'anurie ne dure que 24 heures; quelques
vomissements. Puis la douleur reste à droite. Il semble à la malade
que sa vessie se remplit. Elle urine 150 grammes, puis à plusieurs
reprises. On trouve un tout petit gravier gros comme la moitié d'un
grain de chènevis, mais irrégulier et rugueux à sa surface.

Terminaison. — Guérison en 24 heures.

OBSERVATION LXVI. — (Chapotot : « Lyon Méd. », 10 janvier 1892.
« *In* Annales de Guyon », 1892, p. 127.)
Homme de trente-cinq ans.

Antécédents. — Colique néphrétique, il y a deux ans.

Période de tolérance. — Nul renseignement.

Période urémique. — Le malade entre à l'hôpital en plein coma
urémique; il présente de l'hyperthermie (39 à 40°).

Terminaison. — Mort.

Autopsie. — Rein droit : néphrite interstitielle avancée; un calcul;
bassinet dilaté; urétère perméable. Rein gauche : hypertrophie

sans hydronéphrose; urétère obstrué à quelques centimètres au-dessous du bassinet.

OBSERVATION LXVII. — Pousson : « Archives cliniques de Bordeaux », 1892.)

Homme de quarante-six ans.

Antécédents. — Bonne santé. Coliques néphrétiques depuis dix ans.

Début de l'anurie. — Douleur sourde dans le flanc droit et l'urétère du même côté.

Période de tolérance. — Dix jours de tolérance parfaite; anurie à peu près absolue; besoins fréquents d'uriner, douleur sourde à droite. Examen physique négatif. A noter seulement sensibilité à la palpation du rein droit.

Période urémique. — Le 11e jour, vomissements. Pas d'autres signes urémiques.

Traitement. — Deux vésicatoires.

Terminaison. — Mort de syncope le 15e jour en s'asseyant sur son lit.

Autopsie. — Les deux reins sont moyennement dilatés. Petits kystes à leur surface, surtout à droite. Un calcul dans chaque urétère, à son origine.

OBSERVATION LXVIII. — (Kœfer : « 11e Congrès int. des Sciences méd. », 1891.)

Homme de soixante-huit ans.

Antécédents. — Lithiase rénale antérieure.

Début de l'anurie. — Brusque.

Signes. — Deux crises.

1re crise. — Tolérance de deux jours, puis céphalalgie, diarrhée, vomissements. Il se remet à uriner.

2e crise. — Urémie dès le début.

Terminaison. — Mort.

Autopsie. — Calculs à l'orifice vésical des deux urétères. Dilatation des voies supérieures au-dessus.

II. — Cas d'anurie calculeuse traités chirurgicalement.

A. — INTERVENTION PAR LA VOIE VÉSICALE

OBSERVATION I

Morris. (*American journal of medical Sciences*, 1884, p. 469.)

(Traduction personnelle.)

Au mois d'avril 1884, je fus appelé par M. le Dr Reckitt de Wainfleet pour voir une dame de cinquante-cinq ans que l'on supposait souffrir d'un calcul rénal et de quelques troubles vésicaux.

Elle avait plus ou moins souffert de son côté gauche depuis une entorse qu'elle s'était faite vingt-sept mois auparavant et avait été obligée, pendant les six derniers mois, de garder le lit, ayant de très fréquentes coliques. Depuis deux mois elle n'avait rendu qu'une petite quantité d'urine mêlée de coagula fibrineux, de cristaux d'oxalate de chaux et de sang. Elle présentait en outre une douleur fixe dans la région lombaire et la cuisse gauche et en même temps une irritabilité spéciale et une douleur du côté de la vessie dans laquelle on ne trouva rien, même sous le chloroforme. Elle savait que, selon toute probabilité, elle avait un calcul dans le rein gauche, et elle avait lu ou entendu dire que les calculs engagés dans l'urétère pouvaient être déplacés par des mouvements violents, puis expulsés, et qu'ainsi survenait la guérison complète.

Elle résolut donc d'aller, par le chemin de fer, de sa maison, située dans « Lincolnshire », à Londres; ce qui constituait une distance de 130 milles; et si la guérison n'arrivait pas, elle voulait poursuivre de Londres à Torquay. Comme elle n'avait pas mis de vêtements depuis cinq ou six mois et qu'elle était si faible qu'elle ne pouvait s'asseoir quelques secondes sur son lit, on lui fit remarquer les dangers du voyage, mais en vain.

Elle arriva à l'hôtel de la « Croix du Roi » dans un état d'épuisement complet et se coucha pour ne plus se relever.

Elle avait rendu moins d'une pinte d'urine les jours précédents et n'en expulsa pas pendant le voyage ; elle n'en rendit pas plus de trois onces en tout entre le jour de son arrivée (1ᵉʳ avril) et celui de sa mort (6 avril).

Outre la prostration complète et l'anurie à peu près absolue, les symptômes principaux observés étaient alors des nausées et des vomissements fréquents, de la douleur et de la sensibilité dans le côté gauche de l'abdomen, et plus spécialement dans la région lombaire gauche et l'hypogastre.

Les parois abdominales étaient grosses et molles, et quoique l'on recueillit à la palpation une sensation de plénitude et d'augmentation de la résistance dans la région rénale gauche, on ne pouvait délimiter aucune tumeur.

On retira par la sonde environ une once d'urine le second jour de son arrivée (la malade n'en ayant pas rendu depuis qu'elle avait quitté son logement). Elle contenait du sang et deux ou trois petits fragments calculeux, durs, constitués probablement par de l'oxalate de chaux.

Un examen digital de la vessie fut alors pratiqué sous le chloroforme. On ne trouva rien d'anormal, à part une substance dure sous la muqueuse, immédiatement au delà de l'uretère gauche. Cette substance était grosse comme la moitié d'un noyau de datte et pouvait être facilement contournée et saisie entre un index placé dans le vagin et l'autre placé dans la vessie. J'avais été simplement appelé pour examiner la vessie, et je n'étais pas pourvu des instruments nécessaires pour extraire le corps que je sentais si bien et que je pensais, de par sa situation et de par sa consistance, être un calcul engagé dans la portion inférieure de l'uretère gauche au point où ce conduit traverse les tuniques de la vessie. Avec mon ongle, je grattai le calcul à travers la muqueuse et tous les tissus qui le séparaient de la cavité vésicale, et je démontrai ainsi jusqu'à l'évidence par le son produit la présence d'un corps rugueux et dur.

J'essayai aussi de déloger le calcul avec l'ongle et de l'attirer dans la vessie, mais il était trop fixé pour que ce fût possible. Avec une petite curette, son extraction eût été facile, mais l'état de la malade ne me permit pas une intervention ultérieure, car elle mourut en trois jours, emportée par une douleur incessante, une anorexie complète, des vomissements fréquents et une anurie à peu près absolue. Il y a bien des raisons de croire que le calcul s'était fixé là depuis plusieurs semaines, et si sa présence avait été découverte avant que la malade fût aussi gravement atteinte, son extraction aurait été suivie d'un grand soulagement, peut-être d'une guérison complète.

***

B. — URÉTÉROTOMIES

***

OBSERVATION II

W. Kirkham. (*The Lancet*, 1889.)

Il s'agit d'un fermier, âgé de cinquante-huit ans. Six ans avant, colique néphrétique à droite, à la suite de laquelle il a rendu un petit calcul. Un an après, deuxième colique encore à droite; les douleurs, très aiguës, cessent subitement, et le malade reprend ses occupations. Le 24 mai, nouvelle colique, cette fois-ci à gauche, à la suite de laquelle il est tout étonné de ne plus rendre d'urine. Jusqu'au 27, bien qu'il n'urine pas, il n'éprouve aucun trouble: ce jour-là il se plaint de malaise et de faiblesse. Injection de pilocarpine chaque jour, produisant des sueurs abondantes. Le 30, il est sans appétit, très faible, se plaint de mal de tête, d'assoupissement avec sentiment de grande prostration et d'engourdissement musculaire qui l'oblige à garder le lit, ce qu'il n'avait pas encore fait. Etant donnés ces antécédents, le chirurgien anglais conclut que l'urétère droit a été obstrué à la suite de la première colique et que le rein droit est ainsi rendu inutile, tandis que l'urétère gauche est aussi maintenant obstrué par l'arrêt du calcul qui a occasionné la dernière attaque. Après avoir averti le malade de la gravité de la situation, Kirkham lui proposa de faire une incision sur le trajet de l'urétère, dans l'espérance que, s'il n'était pas assez heureux pour pouvoir enlever le calcul, il pourrait du moins sauver sa vie en ouvrant le bassinet de manière à donner issue à l'urine. Le malade ayant accepté, l'opération est pratiquée le 30 mai, c'est-à-dire six jours après le début de l'anurie. Le malade endormi par l'éther, une incision est faite de la pointe de la dernière côte jusqu'à l'épine iliaque antérieure et supérieure et le rein largement mis à découvert. Cet organe est exploré avec soin, et le chirurgien ne trouvant pas de pierre dans son intérieur, explore par en bas toute la longueur de l'urétère et reconnaît très distinctement, dans ce canal, une pierre arrêtée à environ un demi pouce du point où ce conduit croise l'origine de l'artère iliaque externe. L'attaque de l'urétère, dans cette partie de sa course, présentait une certaine difficulté; cependant, après avoir légèrement agrandi la plaie, le chirurgien put inciser l'urétère sur le corps étranger et extraire un calcul du volume d'un gros noyau de datte environ. Un peu d'urine s'échappa par l'incision, mais en quantité très minime, autant qu'on put en juger. L'hémorragie fut également insignifiante. Un gros drain fut introduit dans la plaie, dont les lèvres furent rapprochées par des sutures. Le pansement consista en une épaisse couche de gaze iodoformée, maintenue par un bandage. Une demi-heure après l'opération, le malade rendit naturellement une once et demie d'urine (45 grammes); de petites quantités furent ensuite émises à intervalles très rapprochés et, dans les vingt-quatre heures, l'opéré fit environ 26 onces (780 grammes) d'urine mélangée de sang. Le 1er juin, 40 onces (1.200 grammes) furent rendues et le sang disparut complètement. A partir de ce moment, le malade alla on ne peut mieux et le 10 juillet la plaie était complètement fermée; il reprenait ses occupations.

OBSERVATION III

Un cas d'anurie causée par occlusion calculeuse des deux urétères. Opération. — Guérison.

RALFE et GODLEE. (*Clinical Society's Transactions*, 1889, p. 155.)

(Traduction personnelle).

Mlle S..., vingt-six ans, avait été soignée, il y a quatre ans, par le docteur Brookhouse de Brockley pour rhumatisme aigu, et depuis pour des coliques néphrétiques qui avaient commencé en décembre 1887. Celles-ci, au nombre de dix ou douze, avaient le plus souvent siégé à droite, quelquefois à gauche, et ces dernières avaient été plus douloureuses. Elles avaient le caractère typique des coliques néphrétiques et s'accompagnaient quelquefois, mais pas toujours, d'hématurie. A part ces cas, les urines avaient toujours été normales, de couleur foncée, très denses, mais jamais albumineuses.

La malade est pâle et anémique, de peu d'appétit et très sobre.

Les antécédents héréditaires sont bons, nulle tendance au rhumatisme, mais le docteur Brookhouse a remarqué que le voisinage de Brockley semble être particulièrement favorable au développement des calculs et des coliques néphrétiques.

Pendant la dernière semaine de juillet, le 31 juillet particulièrement, elle eut une attaque de colique néphrétique à droite qui disparut comme d'habitude. Elle fut suivie, le même jour, d'une colique gauche qui laissa un endolorissement notable dans le côté, rendant impossible la station debout, jusque dans l'après-midi du 3 août, moment où je vis la malade avec le docteur Brookhouse et M. Macartney. Il y avait alors une anurie qui durait depuis cinquante-trois heures et dont la cause paraissait sans aucun doute être l'occlusion calculeuse des deux urétères.

La veille, la malade étant placée dans la position génu-pectorale, on avait fait un massage des lombes et de l'abdomen, massage qui avait amené l'évacuation d'une cuillerée d'urine sanguinolente. La question que nous nous posâmes fut celle-ci : Devions-nous attendre l'expulsion naturelle de l'un des calculs en aidant cette expulsion par l'administration d'une abondante quantité d'eau distillée, suivant en cela la pratique de M. Pick, ou ferions-nous meilleure besogne en délivrant notre malade, par une incision du rein gauche, d'un danger qui, bien que n'étant pas immédiat, devenait d'heure en heure plus imminent et dont nous ne pouvions pas préciser exactement l'arrivée ?

Nous discutâmes la possibilité de laisser une fistule si on ne rencontrait pas de calcul, et le danger qu'il y aurait à pratiquer l'anesthésie, si les accidents urémiques devenaient plus marqués. Ils n'étaient pas encore très avancés. Le pouls était dur et plutôt lent (64 pulsations); mais la malade a toujours un pouls lent. On notait une céphalée sourde, une légère sensation d'étourdissement. mais la peau n'était pas sèche; les pupille   ent à peu près normales. Pas de vomissements, pas de soubresauts des tendons.

Tout compte fait, on décida l'opération. Le chloroforme fut administré et on dilata l'urètre afin d'examiner avec le doigt l'orifice des urétères, mais on n'y trouva rien.

Le rein gauche fut alors découvert par l'incision transversale habituelle de la région lombaire. On fit de l'acupuncture et on ne trouva pas de calcul. Incision du rein sur son bord convexe jusqu'au bassinet. Le bassinet était petit, point dilaté (et c'est, croyons-nous, la règle); il ne contenait qu'une très petite quantité d'urine.

Le fait est que l'obstruction brusque de l'urétère conduit d'abord à un arrêt de la fonction du rein, qui cesse de sécréter.

On ne trouva dans le rein ni gravier, ni calcul, mais en passant le doigt le long de l'urétère, on sentait une petite masse dure à deux pouces du rein, à peu près, peut-être moins. Cette masse dure fut attirée vers la plaie; d'abord au moyen d'un crochet mousse puis avec l'index gauche et après nous être assurés, au moyen d'une aiguille, que nous avions affaire à un calcul; on fit sur lui une incision juste suffisante pour permettre son extraction, qui se fit avec quelque difficulté. Puis on laissa l'urétère revenir à sa position naturelle.

Ceux qui n'ont pas entrepris pareille opération pourront se demander pourquoi l'on n'a pas essayé de repousser le calcul dans le rein et pourquoi, après son extraction, on n'a pas tenté de suturer la plaie faite à l'urétère.

La profondeur de l'urétère chez un malade vigoureux est considérable, et c'est en vain que l'on essayerait de suturer la petite plaie que nous avions faite; de plus, cette dernière précaution n'est pas nécessaire, car l'urétère a une forte tendance à se cicatriser de lui-même, si la division n'est pas complète et si l'urine peut s'écouler librement du rein. Nous étions donc sûrs que cette cicatrisation se ferait en prenant la précaution de mettre un gros drain dans le bassinet pour assurer l'écoulement de l'urine, au cas où la plaie serait obstruée par des caillots et où l'urétère ne resterait pas libre.

Le lendemain, quand fut passé le malaise qui suit l'administration des anesthésiques, la malade se trouva bien.

Une quantité considérable d'urine s'écoula par la plaie, et du tout par la vessie.

La température s'éleva à 100° 6 et le pouls à 88.

Rien à noter jusqu'au 6 août, trois jours après l'opération. Pendant ce temps, la température était devenue normale et le pouls battait 64.

Alors une petite quantité de liquide passa par l'urètre.

La malade s'était couchée assez longtemps sur le côté sain et les pansements étaient moins mouillés qu'auparavant.

Le drain fut raccourci d'un pouce, de sorte qu'il ne pénétrât plus dans le rein.

Entre le 7 et le 12, il passa par l'urètre des quantités de liquide variant entre 25 et 35 onces, liquide légèrement albumineux, probablement à cause de la présence de sang.

Pendant ce temps, la langue, qui avait été très saburrale, se nettoyait et l'appétit revenait progressivement.

Le 13, légère attaque de colique néphrétique droite qui fut calmée par l'administration de la morphine.

Le 15, le tube et les sutures furent enlevés.

Il faut noter que, bien que les pansements fussent très peu mouillés, les quelques jours qui précédèrent la suppression du tube, la quantité d'urine passant par la vessie s'accrut beaucoup les jours suivants. Elle variait entre 20 et 30 onces; elle varia depuis entre 40 et 70 et fut en moyenne de 60. L'écoulement par la plaie ne cessa complètement que le 28. Il est très possible qu'une certaine quantité d'urine ait à ce moment passé par l'uretère droit. La quantité totale augmenta par ce fait que la malade commença à prendre de l'eau distillée en plus grande quantité.

Le 23, nouvelle attaque de colique néphrétique droite qui dura douze heures. Plus d'urine était passée par la plaie et moins par l'urètre (12 onces environ, parfaitement claire et sans trace de sang).

Le lendemain, 70 onces d'urine par l'urètre.

Le 3 septembre, on décida d'inciser le rein droit dans l'espoir de trouver un calcul comme du côté gauche. Nous pensions que l'uretère droit était encore obstrué et nous craignions que si on n'enlevait pas l'obstacle, le rein ne se désorganisât. Nous devons avouer que nous avons oublié de sonder la vessie ou de l'explorer avec le doigt avant de faire la néphro-tomie. Nous aurions peut-être à ce moment trouvé ainsi la pierre qui fut ultérieurement expulsée; mais, même dans ce cas, nous aurions laissé dans le rein un noyau de formation calculeuse, ainsi que l'événement le prouva.

L'opération fut conduite de la même façon. Le rein fut trouvé petit et dur. Le bassinet était dilaté, mais il ne contenait aucune pierre, bien qu'une quantité considérable de gravier mêlé à du mucus fût enlevé. Le doigt, passé le long de l'uretère, le suivit aussi loin que possible, et une paire de fines pinces courbes, comme l'on peut en employer pour l'extraction des corps étrangers des bronches, fut introduite sans trop de peine dans l'uretère quelque peu dilaté, et poussée jusqu'à ce que son extrémité fût sentie entre l'extrémité de l'index gauche et les vaisseaux iliaques dont on pouvait assez facilement percevoir les battements. Un tube fut laissé dans le bassinet pour pouvoir, à un autre moment, déloger le calcul par « pression hydraulique. »

Les deux jours suivants, l'urine fut mêlée de sang et de gravier. Le sang diminua graduellement et disparut, mais le sable passa en quantité variable jusqu'au 12 septembre, neuf jours après l'opération. Pendant ce temps, la quantité de liquide passant par la plaie diminua progressivement, et celle qui passait par l'urètre variait comme auparavant entre 40 et 70 onces.

Le 14 septembre, comme l'urine qui s'échappait de la plaie était très peu abondante, et que nous étions à peu près sûr que l'urétère était perméable, un petit tube de caoutchouc de six pouces de long fut introduit dans le drain, et un entonnoir fixé à son extrémité. La malade était couchée sur le côté gauche et la vessie avait été préalablement vidée. Deux onces d'une solution de sublimé au 1/1000, colorée avec de l'encre, furent introduites par l'entonnoir. Cela produisit une sensation de plénitude et de douleur se rapprochant de la colique néphrétique. Quelques minutes après, la malade expulsa avec un peu de douleur le liquide coloré. La vessie avait été préalablement sondée, et nul calcul n'avait été trouvé. Le tube fut donc enlevé et on laissa la plaie se cicatriser. Elle fut complètement fermée le 20 septembre.

Le 15 septembre, c'est-à-dire le jour qui suivit notre expérience, une petite pierre longue de 1/3 de pouce fut expulsée par l'urètre.

C. — PYÉLOTOMIES

OBSERVATION IV

Thelen. (*Centr. für Chir.*, 1882, *in* Brodeur, p. 149.)

Femme âgée de trente-sept ans; depuis dix ans, douleurs vives pendant la miction, s'irradiant parfois dans le côté gauche. Urine trouble, neutre, ou faiblement acide, sans albumine.

Le 13 octobre 1881, dilatation de l'urètre et incision du sphincter vésical, fracture de la petite tige qui servait pour la dilatation de l'urètre, et fragment de la tige dans la vessie. Alors survint une inflammation vésicale : fièvre intense, état très grave de la malade, urine très purulente. Dans la fosse iliaque gauche, abcès incisé le 3 janvier et écoulement d'une très grande quantité de pus. L'abcès était rétropéritonéal.

Avec le doigt introduit dans la partie supérieure de la plaie, on sentait les calices du rein. Donc, abcès du bassinet du rein gauche. Plus de fièvre le soir, et l'urine, qui coule par goutte, ne contient plus de pus. La malade commence à manger et son état général s'améliore. Tout va bien jusqu'au 7 février.

Le 8 février 1882, fièvre 38° le matin et 40,4 à midi; frissons. Par le cathétérisme vésical, pas d'urine mais un peu de mucus et des graviers. Douleurs dans le côté droit avec irradiation dans la vessie.

Diagnostic : dégénérescence complète du rein gauche à la suite d'abcès préexistant et occlusion momentanée de l'uretère droit par un calcul, et, comme conséquence, anurie.

Le 9, température : matin, 39°; soir, 39,4. Nausées, envie de vomir, vomissements bilieux deux fois. Douleurs dans le côté droit. Anurie complète.

C'est alors que le docteur Bardenheuer (Cologne) résolut d'aller à la recherche du calcul.

Opération le 9 février 1882. Incision lombaire, allant de la onzième côte à la crête iliaque. Incision de la capsule adipeuse. Enucléation du rein. Puis on arrive sur le bassinet où l'on sent nettement un calcul engagé dans l'uretère. Par la pression, on repousse le calcul en arrière, et à ce moment-là un jet d'urine s'échappe de l'urètre. Ainsi la communication entre la vessie et le rein s'est établie. Pour extraire le calcul, le bassinet fut mis à nu et, tenant le rein dans la main, on fixe le calcul avec deux doigts et on incise. Le calcul extrait est lisse, allongé, de la grosseur d'un haricot. On en extrait encore quatre autres petits.

Suture de la plaie du bassinet et plaie lombaire remplie de gaze iodoformée.

Le 10, température : matin, 36,6; pouls petit, fréquent. La gaze est imbibée d'urine et changée. Température 38°, à midi.

Le soir, 38,5, encore des nausées.

Le 12, température 38,6, 38,3; urine par la plaie. Pansement avec de la gaze iodoformée.

Le 13, frissons; le soir, température 40,8. La malade est endormie, et les sutures du bassinet enlevées. Température, soir, 36,8.

Le 14, température 36° 2, 36° 7.

Le 15, température 37° 1, 37° 4.

La région lombaire est œdématiée, la plaie est inondée d'urine.

Le 22, la malade est encore très faible. Température, soir, 39°.

12 mars. La malade n'a pas de fièvre et s'est rétablie un peu. La portion de la plaie que l'urine ne touche pas se cicatrise rapidement.

OBSERVATION V

Lange. (*Medical News*, 16 janvier 1886, p. 69; *in* Brodeur, p. 328.)

T..., trente ans. Troubles urinaires depuis l'âge de douze ans, avec pus dans les urines. Comme pyurie, très abondante et mictions fréquentes très douloureuses; le malade me consulta au milieu de septembre dernier. Par examen avec chloroforme, pas de calcul vésical, mais tumeur arrondie, dure, immobile, du volume d'une tête de nouveau-né dans la région du rein gauche.

Rein droit paraît normal. Douleur presque complètement localisée au côté gauche et au pénis. Beaucoup de pus dans l'urine. Pas d'hématurie.

Opération le 2 octobre 1885. Incision lombaire longitudinale gauche. Section de la couche périnéphrétique dure et épaisse. Extraction d'un calcul assez volumineux et d'une grande quantité d'autres petits calculs renfermés dans les calices. Après une demi-heure de recherches, ne trouvant plus de calculs, bien que je pensai qu'il y en eût encore, je terminai l'opération. Drain, lavage de la plaie avec acide borique et salicylique. Grande amélioration du malade six semaines après. Très grande diminution du pus dans les urines. Tumeur considérablement diminuée. A peine quelques gouttes d'urine par la plaie lombaire.

Vers le 25 novembre 1885, début de nouvelles douleurs abdominales. Constipation opiniâtre. Urines très rares quelques jours après.

Le 28. — Un collègue visita le malade et crut à une péritonite généralisée. Pas de miction depuis vingt-quatre heures et le cathétérisme n'amène que quelques gouttes d'urine.

Le 29. — Je vis le malade. Tympanisme abdominal, douleur localisée, surtout dans le côté droit; pouls faible, dyspnée, début de collapsus. Pas une goutte d'urine dans la vessie. Je diagnostiquai : obstruction de l'urètère droit et procédai à l'opération le 29 novembre 1885. D'abord exploration de la première plaie lombaire gauche et extraction d'une quantité considérable de calculs.

Incision lombaire du côté droit. Infiltration du tissu périrénal. Ouverture d'un abcès siégeant dans le rein droit, près le bassinet. Introduction du doigt à travers cette ouverture et écoulement d'une grande quantité d'urine sanguinolente. Le bassinet était si dilaté que je pus introduire le doigt jusque dans la première partie de l'urètère. Alors j'introduisis un petit forceps long, mince, avec lequel je rencontrai un point résistant sans éprouver la sensation de calcul. Au moyen d'une forte seringue j'injectai, dans la direction de l'urètère, de l'eau chaude quand, après quelques seringuées, sortit tout à coup une masse grisâtre du volume de la dernière phalange de l'auriculaire, conique, assez résistante, formée de fibrine dans laquelle étaient incrustées de nombreuses concrétions calcaires. Je pus alors passer une bougie de moyen volume dans l'urètère et pénétrer dans la vessie sans résistance.

Peu d'hémorragie. Drain. Pansement avec gaze iodoformée.

Emission par l'urètre d'environ 1.500 grammes d'urine épaisse, légèrement sanguinolente le premier jour après l'opération.

Presque toute l'urine passait par voies naturelles. Ablation du drain huit jours après l'opération. De temps en temps on trouvait dans les urines des parties de tissu nécrosé, des tubes urinifères. Amélioration considérable de l'état général du malade et, quoique je n'espère pas une guérison complète, je pense que ma dernière opération a sauvé la vie du malade, qui a maintenant du côté droit une plaie lombaire superficielle, de bel aspect, granuleuse, et du côté gauche une fistulette par laquelle s'écoule encore un peu de pus, mais pas d'urine.

L'absence d'urine dans la vessie, durant l'obstruction de l'urètère droit, démontre que le rein gauche ne fonctionne plus. Peut-être contient-il encore quelques calculs.

Maintenant le malade rend en moyenne 1.200 à 1.400 grammes d'urine par jour, avec très peu de pus.

Les calculs enlevés, au nombre de cinquante environ, pèsent 24 grammes, et varient du volume d'un pois à celui d'une noisette. Il existe, en outre, des centaines de petits graviers d'oxalate et surtout de phosphate de chaux. Je fus surpris de trouver tous ces calculs qui n'avaient donné aucun symptôme bien évident de leur présence dans le rein.

OBSERVATION VI

Israel. (*Berl. klin. Woch.*, 12 déc. 1886.)

M. Israël montre deux calculs, l'un de la grosseur d'un grain de café, l'autre de celle d'un pois, qu'il a retirés du rein d'une malade âgée de cinquante ans, par l'incision du bassinet. La malade avait présenté une anurie complète pendant huit jours, anurie qui avait été précédée de coliques néphrétiques siégeant du côté gauche.

Incision lombaire. On trouve le rein très grossi, de couleur bleu foncé, long de 21 centimètres, épais de 10 centimètres, large de 10 centimètres.

Dans le bassinet, quelques cuillerées à café d'urine. L'uretère, à son origine près du bassinet, est obstrué par un calcul de la grosseur d'un grain de café. Il est enlevé après l'incision du bassinet. On cathétérise l'urétère et on trouve à 12 centimètres au-dessous de son origine un deuxième calcul obturateur. On sent cette petite pierre en faisant glisser le doigt le long de l'urétère. On peut ainsi la faire remonter jusque dans le bassinet d'où on la retire. Drainage du bassinet, suture de la plaie.

Cinq heures après l'opération, la malade rejette de sa vessie 310 grammes d'urine : le pansement est tout mouillé. Le deuxième jour, 9.000 grammes d'urine sont rejetés : 3.000 grammes par la vessie; 6.000 grammes par le drain placé dans le bassinet gauche.

L'opération a été faite le 21 novembre. En ce moment (12 décembre) la malade va très bien.

OBSERVATION VII

**Lithiase rénale. — Anurie calculeuse de cinq jours. — Opération.
Infiltration urineuse. — Mort.**

ISRAEL (*Deutsche med. Woch,* n° 1, p. 4, 1888.)

Homme de quarante-neuf ans ayant eu des accès de goutte et de coliques néphrétiques. Le 15 novembre 1886, colique à gauche ; à partir du 16, à midi, anurie complète.

Le 21, aggravation ; cyanose de la face ; le malade a l'aspect d'un homme ivre. Dyspnée. Pouls, 96.

Opération. Incision allant de la douzième côte gauche à l'os iliaque le long du bord antérieur du carré des lombes ; on met à nu l'enveloppe adipeuse du rein qu'on incise. On voit suinter une grande quantité d'urine claire. Après dissection de la capsule graisseuse, apparaît l'organe énormément hyper-trophié.

Il faut faire à la paroi abdominable une incision horizontale rejoignant l'incision première pour parvenir à luxer le rein en avant et en bas. Il a 18 centimètres de longueur. L'incision du bassinet permet d'extraire un calcul en forme de cœur dont la pointe s'enfonce dans l'urétère. En sondant le canal, l'auteur trouve, à 10 centimètres, une concrétion qu'il refoule jusqu'à l'orifice en saisissant l'urétère entre deux doigts.

Trois heures après, l'opéré urine 310 grammes ; en même temps le panse-ment se trouve mouillé.

Le soir, à dix heures, il émet 700 grammes d'urine ; pendant la nuit, deux litres. Le lit est inondé d'urine qui sort de la plaie ; on est obligé d'adapter un tube pour faire-couler l'urine dans un vase placé à terre.

L'examen comparatif de ce liquide et de l'urine qui s'écoule par les voies naturelles montre que la première se distingue par une accumulation de matière colorante, une surcharge albumineuse et une densité plus élevée. Cela prouve que le rein droit non opéré a repris son fonctionnement en même temps que le gauche. Cependant l'opéré semble légèrement intoxiqué ; il est somnolent, il a du délire.

Jusqu'au cinquième jour, plaie en bon état. Le sixième jour, hallucination, délire, agitation. Infiltration d'urine dans le tissu périrénal, gangrène, coma, mort.

Autopsie. Le rein gauche opéré présente plusieurs kystes; on constate un certain degré de néphrite interstitielle ancienne et une infiltration purulente récente.

Le rein droit est congestionné. Calices et bassinet dilatés, remplis de liquide sanguinolent. Deux calices contiennent des calculs; mais le bassinet et l'urétère sont absolument libres.

Il faut admettre, dans ce cas, pour le rein droit, une paralysie sécrétoire réflexe dont l'urétère gauche oblitéré a été le point de départ.

D. — NÉPHROLITHOTOMIES

OBSERVATION VIII (1)

BERGMANN. (*Berl. klin. Woch*, 10 déc. 1887.)

Un malade, âgé de cinquante-quatre ans, avait eu, il y a six et huit ans, deux accès de coliques néphrétiques siégeant à droite. Il avait pris les eaux de Carlsbad et de Vichy, qui avaient amélioré son état de santé, maintenant assez bon. Mais ces crises furent plus tard remplacées par d'autres coliques siégeant du côté gauche et se terminant par l'expulsion d'un calcul. Il y a six mois, ces accès reparurent, mais cette fois le malade ne rejeta aucun calcul. Les douleurs disparurent peu à peu, mais le malade ne put uriner. On explora la vessie et on la trouva vide. L'anurie dura six jours pendant lesquels la peau se couvrit de sueur; des œdèmes survinrent insensiblement. Le sixième jour, le malade eut des vomissements; les douleurs avaient tout à fait disparu.

(1) Traduite par mon ami Volpillac, que je remercie sincèrement.

Bergmann porta le diagnostic de calcul arrêté dans le bassinet ou l'urétère gauche, et attribua l'hyposécrétion du rein droit aux anciens accès de coliques néphrétiques. Il incisa le rein gauche. Le bassinet était vide. On sonda l'urétère et on trouva, à 6 centimètres environ de l'orifice supérieur, un calcul. On dilata l'urétère avec des pinces et on retira le calcul.

La plaie du rein, après l'intervention, se cicatrisa très bien et guérit rapidement sous un pansement de gaze iodoformée. Pendant les six premiers jours qui suivirent l'opération, le pansement fut mouillé. Cependant après la fermeture du bassinet l'urine s'écoula facilement. Le sixième jour, elle était redevenue claire et n'était pas teintée de sang.

OBSERVATION IX.

Clément Lucas. (*Royal. med and surg. Society of London*, 13 janvier 1891. — In *Annales de Guyon*, 1891, p. 183.)

En juin 1885, une femme, âgée de cinquante-neuf ans, entre à l'hôpital pour des hématuries intermittentes, ayant débuté dix-sept ans auparavant. Depuis une douzaine de jours, elle souffre dans le côté droit de l'abdomen, où un médecin a diagnostiqué, paraît-il, un rein flottant. Le 14 juillet, on enlève par la voie lombaire le rein droit, réduit à une simple coque pleine de calculs et pesant plus de 650 grammes. La guérison fut rapide, et cette femme quittait l'hôpital un mois après l'opération, n'ayant plus ni douleurs, ni hématuries, pour reprendre son service de gardienne de prison.

Pendant trois mois sa santé est parfaite, mais le 24 octobre elle est prise subitement d'une douleur atroce dans le flanc gauche, descendant vers l'aine de ce côté. Dans la soirée, elle rend un peu d'urine ; puis à partir de ce moment l'anurie est absolue. Vomissements, affaiblissement et refroidissement progressifs ; état général des plus graves. Il y avait cinq jours que l'anurie était complète, quand M. Cl. Lucas (qui aurait voulu intervenir plus tôt, mais en avait été empêché par l'avis contraire de ses collègues conseillant l'emploi des diurétiques) ouvrit le rein et en enleva un calcul formant soupape dans le bassinet, lequel, d'ailleurs, était à peine dilaté. Dès que ce dernier fut incisé, l'urine s'écoula par la plaie et il en fut de même pendant douze jours. Au bout de ce temps, l'urine commença à passer par la vessie en petite quantité d'abord, puis bientôt en totalité (le 19ᵉ jour). Dix semaines après la néphrotomie de ce rein unique, l'opérée quittait de nouveau l'hôpital pour reprendre son service, qu'elle n'a pas discontinué depuis cinq ans.

Jouissant d'une santé absolument parfaite, M. Cl. Lucas présente à la Société son opérée, avec le rein droit qu'il lui a enlevé en juillet 1885 et le calcul qu'il a extrait de son rein gauche en octobre 1885 ; cette néphrotomie était nettement dirigée, dans l'esprit du chirurgien, contre l'anurie extrêmement grave qui durait depuis cinq jours.

OBSERVATION X

Anurie calculeuse avec double pyonéphrose. — Néphrolithotomie des deux côtés.

TURNER. (*British. Medical Journal*, 18 avril 1891.)
(Traduction personnelle).

Mᵐᵉ H. B..., quarante-cinq ans. Entrée à l'hôpital Saint-Georges, le 21 juillet 1890, dans le service du Dʳ Whipham. Vie très déréglée. Lithiase rénale depuis cinq ans, avec accès fréquents de coliques néphrétiques et expulsion de calculs. Nul calcul n'avait cependant été expulsé l'année dernière. Trois jours avant son admission, elle avait eu une crise très douloureuse dans le flanc droit, et depuis vingt-quatre heures elle n'avait rendu qu'une toute petite quantité d'urine. Au moment de son admission elle était faible, et dans chaque région lombaire on constatait la présence évidente d'une tumeur rénale. La tumeur droite était la plus grosse. Le 23 juillet, après une consultation avec le Dʳ Whipham, Turner décida de faire une incision au niveau des deux tumeurs. La vessie était à peu près vide, et la malade n'avait pas rendu d'urine.

Le rein gauche fut attaqué le premier, et un gros calcul pesant environ une once fut enlevé. Une quantité considérable de pus occupait le bassinet dilaté. Lavage à l'eau chaude et drainage. Même intervention du côté droit. Pyonéphrose également de ce côté, mais moins de pus qu'à gauche ; deux calculs arrondis et pesant environ 5 drachmes furent enlevés. En tout on enleva 2 onces, 2 drachmes, 10 grains de calculs. La malade se trouve bien de l'opération. Elle rendit une grande quantité d'urine par les drains et une once environ fut retirée de la vessie. Le 27 juillet, elle urina spontanément 3.125cc d'urine légèrement rosée. Les plaies allèrent bien, et l'état général fut satisfaisant jusqu'au 1er août, où elle devint subitement prostrée et cessa d'uriner par l'urètre, bien qu'une petite quantité d'urine et une grande quantité de pus fussent expulsées par les plaies rénales. Deux calculs de la grosseur d'une noisette furent enlevés du rein droit ; on n'en trouva aucun à gauche. Une amélioration temporaire s'ensuivit, mais la malade mourut comateuse, le 3 août, 11 jours après les néphrolithotomies.

A l'autopsie, on trouve les deux reins désorganisés, réduits à une mince coque; le rein droit renferme encore quatre calculs, un autre oblitérait l'urètre gauche à un pouce de son origine. Ils n'avaient pu être sentis.

OBSERVATION XI

Anurie calculeuse. — Néphrolithotomie.

Desnos. (Congrès de chirurgie, 1892. — In *Annales de Guyon*, 1892, p. 411.)

Un homme de cinquante-quatre ans qui, depuis l'âge de trente ans, avait une série de coliques néphrétiques tous les huit ou dix mois, est pris, le 10 novembre dernier, d'une crise analogue aux précédentes, mais qui ne fut pas suivie de l'expulsion d'un calcul et, dès ce moment, l'urine se supprima. Sept jours se passèrent ainsi pendant lesquels on épuisa tous les moyens médicaux usités en pareil cas. Le malade était alors dans un état presque comateux. Le 18 novembre, avec l'aide de MM. Tuffier et Wickham, je pratiquai d'abord l'exploration rénale, qui resta négative, puis l'incision de la glande sur le bord convexe. Un flot de pus crémeux sortit par la plaie au fond de laquelle on trouva trois calculs, dont le plus gros mesurait plus de 3 centimètres. Dès les premières heures, l'urine s'écoula abondamment par la plaie ; malgré cela l'état général resta mauvais, et pendant cinq jours la torpeur fut extrême ; nausées, vomissements, respiration irrégulière et anxieuse, puis amélioration progressive. Mais la miction vésicale ne reparut pas et, pendant dix-huit jours, l'urine ne s'écoula que par les drains de la plaie lombaire. Le 6 décembre survint tout à coup un violent besoin d'uriner, et le malade expulsa avec de l'urine purulente un petit calcul sphéroïdal irrégulier. Dès ce moment la miction reparut. Peu à peu la quantité rendue par le rein incisé diminua et la plaie lombaire se ferma complètement vers le 15 janvier, moins de deux mois après l'opération. Cependant les urines restent purulentes ; par intermittences, cependant, elles sont claires pendant quelques heures, parfois pendant deux jours. On peut donc admettre que le rein non opéré reste seul malade.

Il s'agissait d'une double pyonéphrose calculeuse et, dans ces cas, il est rare que l'anurie se produise. Le point sur lequel j'insiste, c'est sur la lenteur avec laquelle les phénomènes d'urémie ont disparu, malgré le retour de la sécrétion. Il ne faut donc pas compter sur un retour « ad integrum » immédiat, et l'intervention doit être plus précoce qu'on ne le pense généralement ; la néphrotomie bien connue et bien réglée aujourd'hui offre peu de risques opératoires, en comparaison des dangers auxquels expose la prolongation des accidents urémiques. Le délai de cinq jours admis ordinairement aujourd'hui est peut-être exagéré.

OBSERVATION XII

Leguec. (*Mercredi Médical*, 25 juillet 1891.)

Le jeudi 11 juin, un malade se présentait à la consultation de l'hôpital Necker, en anurie depuis cinq jours : l'anurie était complète, et pendant ces cinq jours le malade avait à peine rendu quelques grammes d'une urine sanguinolente. M. Guyon, qui allait quitter l'hôpital, me pria de me rendre compte de la situation de ce malade et de faire sans délai ce que comportait cette situation.

Cet homme, âgé de soixante-cinq ans, semble assez souffrant : il marche péniblement, se rend à peine compte de l'endroit où il est et ne répond que vaguement aux questions qu'on lui pose. Il se plaint de souffrir dans les reins, mais ne peut dire de quel côté. Ce n'est que par la suite que nous avons pu reconstituer son histoire.

Les premiers accidents remonteraient à trois ans : à cette époque, il avait eu à droite une crise de colique néphrétique qui avait duré quatre jours, pendant lesquels il n'urina pas. Depuis lors, il eut du même côté deux autres crises qui se terminèrent, au bout de quelques jours, par l'expulsion du calcul migrateur.

Mais dans l'intervalle de ses crises, il ne souffrait pas, n'éprouvait aucune douleur et pouvait sans fatigue se livrer aux occupations de sa profession.

Le 5 juin dernier, il s'aperçut un matin que ses urines étaient teintées de sang, mais il ne souffrait pas encore. Pendant quatre jours, il continua ainsi à uriner du sang à toutes ses mictions, mais sans éprouver aucune douleur. Ces hématuries continues chez les lithiasiques sont généralement l'indice de l'engagement d'un calcul dans l'urétère. M. Guyon a maintes fois observé et signalé l'importance de cette hématurie prémonitoire de la colique néphrétique et cette observation est, une fois de plus, la confirmation des observations faites par notre maître, puisqu'au cours de l'opération nous devions trouver un calcul engagé dans l'urétère à quelques centimètres au-dessous du rein.

Quatre jours après le début de l'hématurie, notre malade fut pris brusquement, le samedi 9 juin, à deux heures de l'après-midi, d'une douleur subite dans le flanc gauche. En même temps, il cessait d'uriner. Des vomissements apparurent au bout de quelques heures, se répétèrent les jours suivants : les forces diminuèrent bientôt, l'intelligence et la mémoire devinrent obtuses, au point que lorsque le malade se présenta à l'hôpital, on ne pouvait obtenir de lui aucun des renseignements qui précèdent et qui auraient cependant été très utiles au diagnostic.

La vessie était vide; la sonde retira tout au plus 5 à 6 grammes d'une urine fortement teintée de sang. La palpation des urétères ne donna aucun renseignement, ni par le toucher rectal, ni par le palper abdominal.

Dans les flancs, la pression est douloureuse des deux côtés et surtout en arrière : ni à droite, ni à gauche, il n'est possible cependant de constater une augmentation de volume de l'un des reins. Et cependant, en l'absence de tout commentaire, il y avait là un phénomène de haute valeur, et qui, en l'espèce, nous permit de définir le côté récemment lésé. Du côté gauche, en effet, et de ce côté seulement, la palpation du flanc réveillait une contracture réflexe, une sorte de défense des muscles de la paroi abdominale ; et c'est sur ce seul fait que je posai le diagnostic d'une oblitération calculeuse récente de l'urétère gauche.

Séance tenante, le malade fut endormi ; j'espérais avoir, grâce à l'anesthésie chloroformique, des sensations plus précises. Il n'en fut rien ; bien au contraire, une fois l'anesthésie obtenue, la contracture musculaire disparut, et si j'avais attendu à ce moment pour fixer le côté de l'intervention, j'aurais été fort embarrassé sur le choix à faire. J'en restai donc à mes premières impressions et mis le rein gauche à découvert.

Une longue incision lombaire parallèle au bord externe du muscle carré lombaire me conduisit jusqu'à la graisse périrénale. Le rein était haut, situé sous les côtes ; son extrémité supérieure était difficile à atteindre, il y avait des adhérences périrénales, la décortication fut pénible ; mais au bout de quelques minutes, le rein tout entier fut amené et hernié entre les lèvres de l'incision cutanée. Il n'était pas très gros, ne semblait pas distendu, mais paraissait très congestionné.

Pendant que, des doigts de la main gauche, je comprimais le pédicule, je fendis au bistouri le bord convexe de l'organe, dans une hauteur de 6 centimètres. Dans le bassinet ouvert par cette incision, je trouvai quelques calculs friables, qu'il fut facile d'extraire en poussière.

Je me mis alors en devoir de cathétériser l'urétère pour voir si l'oblitération était seulement produite par les calculs que je venais d'extraire du bassinet, ou s'il n'existait pas plus loin un autre calcul engagé. Une bougie s'engagea facilement dans l'orifice supérieur de l'urétère et s'arrêta à 3 centimètres environ du rein. Au même niveau, la palpation extérieure de l'urétère me faisait sentir une induration localisée, arrondie, du volume d'une fève, donnant l'impression d'un ganglion lymphatique. Mais une sonde cannelée, introduite à travers le rein et l'urétère, jusqu'au même point, me donna une sensation nettement calculeuse. C'était donc bien un calcul qui, arrêté dans son trajet urétéral, était la cause des accidents.

Ce calcul, il me fut possible de le faire remonter par pression jusque dans le bassinet, d'où il fut extrait. C'était un petit calcul phosphatique, du volume d'une fève.

Avant de fermer la plaie rénale, je voulus m'assurer que l'urétère était perméable. Une sonde fut introduite, qui descendit jusqu'à la vessie.

L'obstacle étant levé et l'urétère étant redevenu et vérifié perméable, il n'y avait pas de raison pour ne pas terminer l'opération comme une néphro-

lithotomie ordinaire. Le rein fut suturé sans drainage à l'aide de six points
de fort catgut. La plaie rénale fut suturée complètement à trois étages :
l'opération avait duré 35 minutes.

Avant de renvoyer le malade à son lit, je le sondai, et trouvai dans la
vessie 30 grammes environ d'une urine hématurique, contenant seulement
3 grammes d'urée par litre.

Les suites opératoires furent particulièrement simples : la plaie se réunit
par première intention et le malade se levait au dixième jour.

Au point de vue thérapeutique, le résultat fut excellent : le premier jour
de l'opération, le malade urina spontanément, dans les vingt-quatre heures,
1.500 grammes d'urine; le deuxième jour, 2 litres 300; le troisième jour,
2 litres; le quatrième jour, 1.600 grammes d'urine de moins en moins
colorée par le sang.

Ultérieurement, la quantité des urines varia entre 1.500 et 1.800 grammes.

Au point de vue de la contenance en urée, l'analyse quantitative des
urines donna des renseignements fort intéressants.

Nous avons dit que les urines recueillies immédiatement après l'opération
ne contenaient que 3 grammes environ d'urée par litre. Le lendemain, elles
en contenaient 13 grammes; le troisième jour, 15 grammes; le quatrième
jour, 17 grammes, et ainsi, après avoir éliminé les premiers jours jusqu'à
35 grammes d'urée, le malade voyait cette proportion s'abaisser et revenir
à un taux à peu près normal.

La suppression de l'obstacle, lorsqu'elle est faite à temps, entraîne donc
la reprise immédiate de la fonction; il s'établit alors une sorte de compen-
sation : les premiers jours, la quantité d'urine et d'urée est de beaucoup
supérieure à la normale, et peu à peu l'équilibre se rétablit au point de vue
de la quantité et au point de vue de la qualité.

E. — NÉPHROTOMIES

OBSERVATION XIII

**Anurie calculeuse. — Atrophie ancienne du rein gauche. —
Obstruction de l'uretère droit. — Néphrite du rein droit. —
Intervention au 14e jour de l'anurie. — Mort.**

MOLLIÈRE. (*Lyon Médical*, 1885, I, p. 207.)

Une femme, âgée de cinquante ans, robuste et bien constituée, fut amenée
dans notre service le 12 décembre 1884. Depuis sept jours, cette femme
n'avait pas rendu une seule goutte d'urine. Un médecin, appelé par elle,
avait à plusieurs reprises sondé la vessie. Il en avait toujours constaté
l'absolue vacuité. La suppression radicale de cette importante fonction
préoccupait singulièrement notre patiente. Seule, l'inquiétude l'amenait à
l'Hôtel-Dieu, car, sauf un peu de dyspnée, elle ne paraissait pas souffrir. Elle
n'avait pas de fièvre. Son appétit était conservé.

En l'interrogeant avec soin, nous ne découvrîmes aucun antécédent
pathologique, sauf une fièvre typhoïde à quatorze ans. Mais il y a deux
ans elle avait éprouvé des coliques néphrétiques d'une intensité extrême,
coliques qui s'étaient terminées par l'expulsion de plusieurs calculs par le
canal de l'urètre. Ces calculs sont de volume variable; ils présentent des
facettes, l'un d'eux a le volume d'un haricot. Lors de cette première
attaque de coliques néphrétiques, les douleurs eurent pour siège exclusif le
flanc gauche.

Pendant un an la malade alla bien. Puis revinrent de nouvelles douleurs
siégeant encore dans le flanc gauche. Douleurs pongitives, sourdes, persistantes, n'ayant plus le caractère expulsif des premières douleurs accompagnées ou provoquées par des vomissements alimentaires et de la constipation.
Néanmoins, la santé générale reste parfaite, l'appétit soutenu. Mais nous
avons à signaler à cette époque une polyurie qui, plusieurs fois par nuit,

obligeait la malade à se lever. Nous disons polyurie et non envies fréquentes d'uriner. On s'est expliqué très nettement sur la grande abondance des urines rendues à cette époque.

Toutes les douleurs du côté gauche disparurent; mais quelques semaines plus tard il y eut du côté droit de nouvelles souffrances analogues à celles que l'on avait primitivement observées à gauche. Ces douleurs cédèrent ; mais à la polyurie, qui avait jusqu'ici persisté, succéda l'anurie absolue.

Nous sondâmes la vessie. Elle ne contenait pas une seule goutte d'urine. Les organes génito-urinaires étaient absolument normaux. Cœur normal. Pas de douleur à la percussion du côté gauche de la région lombaire. Sensibilité légère à droite.

La mal de fut soumise à l'expectation. On prescrivit des bains chauds, quelques antispasmodiques, des purgatifs, la diète lactée. L'anurie persista, toujours absolue. On donna un bain de vapeur le 17 et le 18, car à partir de ce jour-là la dyspnée avait augmenté. Une céphalalgie intense s'était manifestée. De l'œdème s'était produit et du côté des membres et du côté des poumons, trahi par des râles humides abondants; vomissements réi-térés.

Je priai alors notre collègue Lépine de vouloir bien examiner avec moi cette malade et nous arrivâmes à formuler le diagnostic suivant :

1º Le rein gauche primitivement malade n'est plus le siège d'aucune douleur spontanée depuis longtemps. Il n'est pas douloureux à la pression, il y a anurie, donc il ne fonctionne plus, il est atrophié.

2º Le rein droit est douloureux, il y a anurie, donc un calcul empêche les urines, que ce rein sécrète encore, de s'écouler par l'urétère du côté droit.

3º La polyurie indiquée par la malade laisse des doutes sur l'état de ce rein. Mais nous ignorons quelle était la composition des urines rendues. Nous sommes donc en droit d'espérer que le rein droit fonctionne encore au moins en partie.

Ce diagnostic nous amenait à formuler l'indication opératoire d'une néphrotomie. Après une ponction capillaire sur le trajet de l'urétère pour nous assurer qu'il n'y avait pas hydronéphrose avec dilatation de l'urétère, je fis endormir la malade.

Opération. Le 19 novembre, la malade étant anesthésiée par l'éther, fut couchée sur le flanc gauche. Une incision transversale de dix centimètres fut pratiquée comme pour la néphrotomie classique. La couche graisseuse de son contenu était très épaisse. Incision des aponévroses et des muscles.

Les artérioles divisées sont tordues aussitôt. L'opération se fait à peu près à blanc.

Nous arrivons dans l'atmosphère graisseuse du rein. Elle est œdémateuse à ce point que nous croyons un instant être arrivé sur le bassinet dilaté. Il n'en est rien. Cette graisse est enlevée avec des pinces mousses ; nous arrivons sur le rein.

Avec le doigt nous sentons son extrémité inférieure, mais il est impossible d'arriver vers son hile. L'organe est hypertrophié. Alors, armé du thermocautère de Paquelin, je l'enfonçai dans le parenchyme rénal, obliquement de dehors en dedans et d'arrière en avant, dans la direction du bassinet. Il fut introduit à quatre centimètres de profondeur.

Un flot d'urine jaillit par cette ouverture. J'y fis pénétrer un drain. D'épaisses couches de coton salicylé furent accumulées sur la région. On transporta la malade dans son lit. Au bout de quelques heures, toutes les pièces de pansement étaient imprégnées d'urine. Les phénomènes urémiques s'étaient amendés, la dyspnée surtout ; la température, le soir, était restée normale. Les vomissements ont disparu.

Le lendemain, température rectale 40°, pouls 140. Pas de dyspnée. L'œdème des mains observé l'avant-veille a disparu. Écoulement permanent de l'urine qui se répand, en traversant le matelas, jusque sous le lit.

Le 21 décembre, état stationnaire. Température rectale 40°, polyurie persistante.

Le 22, température rectale 40° 4. Cyanose de la face, dyspnée. L'œdème des membres a disparu, mais le pouls est accéléré, la respiration stertoreuse. La céphalalgie reparaît. En un mot, la malade est en pleine urémie. Et pourtant l'écoulement des urines par la plaie continue. L'examen de ces urines n'a pas été fait, parce qu'elles ont été constamment mêlées au pus, au sang, aux substances antiseptiques maintenues en contact avec la plaie. La malade succomba dans le coma urémique dans la soirée du 22 décembre. Aucune complication du côté de la plaie.

Vingt-quatre heures après la mort, nous fîmes les constatations suivantes :

1° Le rein droit est énorme. Il a 20 centimètres de longueur, il pèse 866 grammes. La plaie de la ponction, pratiquée avec le thermocautère dans laquelle se trouve le drain, se présenta sous la forme d'un trajet cylindrique de 4 centimètres de longueur, aboutissant dans le bassinet. Ce dernier est complètement rempli par un calcul qui s'est moulé sur sa cavité et qui présente la forme classique en éléphant.

Un prolongement oblitère l'urétère. En pratiquant des coupes sur le rein on trouve, disséminés dans son parenchyme, plusieurs noyaux calculeux plus ou moins volumineux.

2° Le rein gauche pèse 75 grammes. Il est transformé en kyste du volume d'un gros œuf de dinde contenant un liquide incolore et inodore. L'urétère est transformé en un cordonnet fibreux à peine perméable. On trouve dans les parois de ce kyste des noyaux rouges dont l'aspect rappelle encore celui du parenchyme rénal.

Les autres organes n'ont pu être examinés. Disons seulement que le foie et la rate avaient leur aspect normal. (Les pièces ont été présentées à la Société des Sciences médicales.)

Ainsi s'est trouvé vérifié le diagnostic que nous avions posé M. Lépine et moi, vérifié dans tous ses détails.

L'examen histologique pratiqué par M. Chandeleix a montré, en outre, que le rein droit hypertrophié ne contenait à peu près plus que du tissu conjonctif et que les éléments nobles étaient réduits au minimum.

OBSERVATION XIV

Pyélonéphrite calculeuse suppurée du rein gauche, avec anurie absolue. — Néphrectomie. — Guérison.

LUCAS CHAMPIONNIÈRE. (*In* BRODEUR, p. 460.)

La nommée Mac... (Marie), veuve Gil..., journalière, âgée de quarante-deux ans, entrée le 30 novembre 1885, salle Richard Wallace, 19, hôpital Tenon, service de M. Championnière.

Antécédents, sept grossesses, six normales, la dernière gémellaire il y a onze ans. A la suite de cette couche, la malade aurait ressenti des douleurs lombaires et abdominales avec ténesme vésical, suivies de pyurie et d'hématuries fréquentes et abondantes. A plusieurs reprises, depuis lors, il y a eu émission de petits calculs par l'urètre.

Incontinence d'urine depuis cinq ans, au dire de la malade. Il y a un an, le 7 novembre 1884, cette femme entra salle Richard Wallace, n° 4, pour ses douleurs qui avaient augmenté depuis cinq semaines. Le cathétérisme décela alors la présence d'un calcul qui fut extrait le 13 novembre 1884 à l'aide d'une pince à pansement, après dilatation de l'urètre avec la pince à trois branches. Ce calcul était gros comme une noisette; pendant deux jours, après cette extraction, la température monta à 38° 5, puis redevint normale et la malade ne souffrit plus, délivrée aussi de ses hématuries; l'incontinence persistait : il est très difficile de déterminer exactement la cause de cette incontinence; la vessie était saignante, intolérante, le vagin très douloureux, et on suppose plutôt qu'on ne constate l'existence d'une fistule vésico-vaginale. La malade sortit le 22 décembre 1884, décidée à revenir dans quelques mois pour se faire examiner au sujet de cette fistule soupçonnée. Deux mois après, en février 1885, nouvelle crise de douleurs, hématurie abondante et issue de petits calculs, puis amendement des phénomènes morbides.

Il faut noter que jamais il n'y a eu d'accidents d'aucune sorte du côté droit, pas de douleurs, pas de coliques de ce côté.

Le 22 novembre 1885, les douleurs redeviennent plus vives que jamais et elles sont persistantes dans la région lombaire gauche. Ce jour-là, 22 novembre, la malade se rappelle bien n'avoir uriné que quelques gouttes dans les vingt-quatre heures; depuis ce moment jusqu'au 26 novembre, c'est-à-dire pendant quatre jours, anurie complète. Le 26 novembre, après un bain, émission involontaire de quelques gouttes d'urine seulement; jusqu'au 30 novembre, jour de l'entrée, la malade prétend n'avoir pas uriné du tout. (Deuxième période d'anurie complète durant déjà depuis quatre jours au moment de l'entrée à l'hôpital.)

Etat actuel : Le 30 novembre 1885, jour de l'entrée, vomissements, température élevée, pas d'urine. La sonde, introduite à plusieurs reprises, ne ramène absolument rien et la malade ne se sent pas mouillée. ses linges sont intacts. Anurie absolue du 30 novembre au 5 décembre.

Le ventre est douloureux, ballonné, il y a de la douleur spontanée dans la région lombaire des deux côtés : mais à gauche seulement cette douleur s'accentue beaucoup par la palpation. On sent encore du côté gauche une rénitence, une tension marquées, en rapport avec l'existence probable d'une tumeur dépendant du rein; sueurs abondantes, pas de diarrhée, vomissements incoercibles, insomnie absolue, crises douloureuses, violentes.

Diagnostic : Néphrite calculeuse avec enclavement d'un calcul dans l'uretère et dilatation des voies urinaires supérieures; anurie réflexe pour le rein du côté opposé. M. Championnière se propose d'ouvrir le gauche par derrière, de créer ainsi une fistule rénale et de dégager l'urétère, si possible. La malade est bien affaiblie; mais il est évident que l'opération projetée est la seule chance de salut pour elle.

Opération le 5 décembre 1885. La malade est endormie avec le chloroforme d'Yvon : l'anesthésie se fait facilement; la paroi abdominale relâchée permet de constater d'une manière certaine une tumeur dans la région lombaire gauche, tumeur appréciable surtout par la partie antéro-latérale de l'abdomen.

M. Championnière fait sur la région lombaire gauche, au bord externe de la masse sacro-lombaire, une incision verticale qui va de la crête iliaque à la dernière côte. On arrive facilement sur la substance du rein en arrière du hile ; la capsule ouverte laisse voir la coloration normale du rein. Pas de pus jusque-là, pas de fluctuation perceptible au doigt. Incision de la substance rénale au thermocautère : rien ne s'écoule d'abord; puis, le doigt introduit dans la plaie rénale, après avoir déchiré une mince couche de parenchyme, donne issue d'abord à un flot de pus fétide et à de l'urine. En pesant sur le flanc à plusieurs reprises, on fait couler de l'urine et du pus, et la tumeur s'aplatit notablement. On ne constate la présence d'aucun calcul; on lave alors toute la cavité rénale avec une solution de chlorure de zinc à 1/12e, puis à l'eau phéniquée à 1/20e. Gros tube placé dans la substance rénale elle-même; puis trois points de suture aux extrémités de l'incision cutanée.

Pansement avec gaze iodoformée, charpie phéniquée et poudre antiseptique.

L'opération a duré trois quarts d'heure, la malade a dormi tranquillement avec 25 grammes de chloroforme d'Yvon et autant de chloroforme hospitalier.

La veille de l'opération, la température était montée à 39°2, matin et soir; le soir de l'opération, 5 décembre, il y a encore 38°8.

Le 6 décembre, matin, 37°8; soir, 38°2.

Le 7 et le 8, matin, 38°2; soir, 38°.

A partir du 9, température normale, sauf deux élévations à 38°, les soirs des 12 et 16 décembre.

Le pansement est renouvelé tous les jours, et chaque fois il est traversé par une grande quantité d'urine : les draps de la malade sont inondés au niveau de la région lombaire, alors qu'il n'y a aucune humidité au niveau de la vulve ; donc, pas de miction par la vessie jusqu'alors.

Le vingt-unième jour, après l'opération, soit le 26 décembre, pour la première fois la malade dit avoir senti couler de l'urine par la vulve. A partir du 30 décembre, il n'y a plus d'écoulement par la région lombaire; tout passe par la vessie. Dans les premiers jours de janvier 1886, la malade dit sentir un calcul dans la vessie. Après quelques tentatives infructueuses mal supportées d'abord par la femme, qui se plaint de souffrir, ce calcul est retiré avec une pince, le 18 janvier. Il est un peu plus gros qu'un pois. A cette époque la cicatrisation de la plaie lombaire est presque complète; il ne sort plus rien par là, d'ailleurs état excellent.

Le 22 janvier, léger accès de colique néphrétique; la douleur continue le lendemain, et on sent de nouveau un empâtement dans la région lombaire gauche; la température s'élève à 38° 8. M. Championnière se demande alors s'il ne va pas être de nouveau dans la nécessité de pratiquer la néphrotomie; mais le 27, expulsion d'un caillot long, filiforme, sans calcul, par l'urètre; rémission de la douleur, polyurie, disparition de la tumeur lombaire; température normale.

La malade sort en bon état le 30 janvier 1886. Cette malade est revenue souvent dans le service, et dans le courant du mois de mai en particulier, soit cinq mois après l'opération. Elle est en bon état, mais souffre par intermittence dans la région lombaire gauche; elle a rendu de nouveau de petits calculs.

On la perdit ensuite de vue.

OBSERVATION XV

OUERMONPREZ. (Société médico-clinique de Lille, 11 juin 1890).

La malade, âgée de quarante ans, avait eu depuis quelque temps une série de crises d'anurie complète variant de 2 à 16 jours. En raison de son obésité, l'exploration du rein n'était possible que dans la position genu-pectorale. On sentait ainsi dans la région rénale gauche une tumeur mamelonnée du volume d'une tête d'adulte, que l'on pense être une hydro-néphrose due probablement à l'oblitération de l'urètère gauche par un calcul.

Néphrotomie par voie lombaire. L'urine du rein dilaté fut évacuée, mais la malade, très déprimée avant l'opération, mourut le troisième jour.

A l'autopsie, on constata : 1º l'absence du rein droit; 2º la dilatation énorme du rein et du bassinet gauches et l'oblitération de l'urétère de ce côté par un volumineux calcul.

<hr>

OBSERVATION XVI

Anurie calculeuse. — Incision lombaire. — Néphrotomie. — Mort.

Duffau-Lagarosse. (*Journal de Méd. de Bordeaux*, 1892, p. 559.)

C... (Joseph), cinquante-neuf ans, propriétaire, entré à l'hôpital Saint-André le 24 octobre dernier, dans le service de M. le Dr Gervais, se plaignait de n'avoir pas uriné depuis huit jours.

Interrogé sur ses antécédents, nous apprenons qu'il a toujours joui d'une excellente santé. Il nous dit cependant, si nous le pressons de plus près, que depuis quelques années il urine un peu plus souvent qu'autrefois et qu'il se lève en moyenne deux fois chaque nuit pour satisfaire ce besoin. Il a remarqué de plus que ses urines, moins claires parfois que d'habitude, laissent un dépôt au fond du vase; il y a même eu à plusieurs reprises « comme du sable ». A signaler enfin une ou deux attaques de rhumatisme articulaire, d'ailleurs assez légères.

Il y a environ trois semaines, il fut pris, tout-à-coup, au milieu de la nuit, sans cause appréciable, d'une vive douleur dans la région lombaire droite avec irradiation du côté du ventre, de l'aine et des bourses. Cette douleur, accompagnée de nausées et de vomissements, d'abord très vive, passa, après quelques heures, à l'état subaigu et persista ainsi quelques jours. Pendant ce temps-là les urines restèrent rouges et rares.

Au bout de deux ou trois jours, tous ces troubles avaient disparu laissant seulement au malade un peu d'endolorissement de la région. Les urines étaient devenues claires et abondantes, le malade avait repris ses occupations.

Les choses restèrent ainsi jusqu'à il y a huit jours. A ce moment-là il fut repris des mêmes phénomènes douloureux qu'il avait déjà éprouvés, occupant le même siège, mais avec cette circonstance aggravante que les urines se supprimèrent complètement.

Soumis chez lui à un traitement médical, les douleurs se calmèrent en partie; mais l'anurie persista.

Huit jours se passèrent ainsi sans que, malgré la médication employée, la situation se fût améliorée.

C'est alors que, sur les conseils de son médecin, C... se décida à venir à l'hôpital. Examiné à ce moment-là, voilà ce qu'il fut permis de constater :

Le malade conserve dans la région lombaire et sur le côté droit de l'abdomen une douleur sourde que les mouvements exagèrent. Elle est exaspérée également par la pression en arrière, au niveau de la région rénale où le palper permet de constater, d'une façon très vague d'ailleurs, à cause même de la douleur provoquée, la présence d'une tumeur dure, assez régulière, qui paraît être le rein augmenté de volume.

En avant, dans la région abdominale, constatation des mêmes phénomènes : douleur spontanée, douleur provoquée. De plus, anurie complète. Une sonde molle introduite dans la vessie ne ramène pas une goutte d'urine.

Comme troubles généraux, le malade n'accuse pas grand'chose. Mais si nous insistons un peu, nous apprenons de lui qu'il a la tête lourde, suivant son expression ; par moment sa vue s'obscurcit, il éprouve quelques crampes dans les mollets.

En présence de ces symptômes, le diagnostic n'était pas douteux; il s'agissait évidemment d'un cas d'anurie calculeuse, arrivé à la fin de la « période de tolérance »; le malade présentait les premiers signes de l'urémie. Le danger était imminent; le traitement médical était resté impuissant, une intervention chirurgicale s'imposait.

En raison de ce fait que la douleur, bien qu'irradiée dans toute la région lombaire et abdominale droite, partait de la région rénale où elle paraissait plus particulièrement vive, que c'est le plus ordinairement dans le bassinet ou dans la portion supérieure de l'uretère voisine du bassinet, que se trouve le calcul, dans les cas d'anurie calculeuse, MM. les Drs Gervais et Villar décidèrent d'aller à la recherche du calcul par la région lombaire, de faire l'incision de la néphrotomie.

Cette opération fut pratiquée le 28 octobre, au matin. Incision lombaire à 7 centimètres environ des apophyses épineuses partant de la onzième côte et aboutissant un peu au-dessus de la crête iliaque. Le malade présentant une couche adipeuse excessivement épaisse, il devient très difficile d'aborder le rein, de le saisir et de l'attirer à l'extérieur une fois les parties incisées. Cette manœuvre occasionne une hémorragie assez sérieuse venant de la surface du rein excessivement vasculaire. On peut cependant constater que cet organe est très augmenté de volume, qu'il présente à sa surface de nombreux kystes dont un du volume d'une grosse cerise; mais l'exploration la plus minutieuse du rein, du bassinet et de la portion supérieure de l'uretère reste absolument négative, au point de vue de la présence d'un calcul.

L'état du malade est, à ce moment-là, très inquiétant. Malgré plusieurs injections hypodermiques de caféine, son pouls est petit, ses extrémités sont froides.

En présence de cet état et étant donné le résultat négatif de ces premières recherches, MM. Gervais et Villar terminent rapidement l'opération en ouvrant largement le rein, suivant son grand axe, à l'aide du thermocautère et suturant les deux lèvres de la plaie ainsi obtenue à la paroi lombaire. Une mèche de gaze iodoformée est introduite dans cette plaie, par dessus laquelle on fait un grand pansement antiseptique.

Dans l'après-midi, quelques heures après l'opération, le malade semble aller mieux; son pouls s'est relevé, ses extrémités sont chaudes et, vers le soir, son pansement est légèrement souillé par un liquide dont l'odeur caractéristique révèle la nature : c'est de l'urine qui a coulé par la plaie.

La nuit est assez agitée; le matin, à la visite, une petite quantité d'urine a encore percé à travers le pansement; mais quantité faible, insuffisante qui témoigne que le rein fonctionne mal.

L'état général ne paraît cependant pas trop mauvais, les symptômes urémiques n'ont pas pris un caractère plus inquiétant; néanmoins, le malade meurt subitement, à une heure de l'après-midi, sans avoir présenté de phénomènes nouveaux.

Voici ce que l'autopsie a révélé :

Légère hémorragie dans l'atmosphère graisseuse entourant le rein droit; rien dans le bassinet ni dans la première portion de l'uretère; mais vers sa portion moyenne, à une distance d'environ 12 à 15 centimètres, nous trouvons un calcul de la grosseur d'un grain de riz obstruant la lumière du canal.

Le rein du côté opposé à la lésion était absolument détruit, son parenchyme n'existait plus et était remplacé par une série de petites poches kystiques accolées les unes aux autres.

Quant au rein du côté droit, atteint d'hypertrophie compensatrice, il était également malade et présentait, comme nous l'avons vu, de nombreux kystes à sa surface.

Rien de particulier à signaler dans les autres organes.

OBSERVATION XVII

Néphrotomie d'urgence pour anurie.

GANGOLPHE. (*France médicale*, 1893, I, p. 111.)

La nommée L... (Rosalie), âgée de trente-six ans, exerce la profession de marchande de journaux. Son père est mort à soixante ans d'une maladie de cœur ; sa mère, actuellement du même âge, est en bonne santé. Ses trois frères et ses deux sœurs sont également bien portants. La malade a été réglée à treize ans et n'a jamais eu d'enfants.

Dans ses antécédents personnels, on ne relève ni rhumatisme, ni impaludisme, ni syphilis, ni alcoolisme. Cependant depuis quinze ans elle est sujette à des accès de douleurs de reins très violentes. Ces douleurs se seraient même parfois, dit-elle, accompagnées d'une anurie passagère durant une journée. La malade aurait eu également des graviers et du sang dans ses urines. Le dernier accès néphrétique date de quinze jours. Depuis le 25 octobre, la malade n'a pas uriné. Le 29, à son entrée à l'hôpital, dans le service de M. Audry, on la sonde et on ne retire que quelques gouttes de pus. A ce moment, elle n'avait pas de coliques, mais une douleur lombaire sourde à droite. Vomissements fréquents depuis deux ou trois semaines ; les aliments ne sont pas tolérés, la langue est sale, de temps à autre la malade est prise de hoquet et de tremblements. Pas de constipation.

31 octobre. — Depuis cette nuit, la malade urine beaucoup et se trouve soulagée. Les urines sont troubles, elles ont un aspect purulent.

Le 7 novembre. — Aux symptômes précédents se sont jointes ces jours-ci des envies fréquentes d'uriner avec douleurs pendant la miction. Malgré tout l'intelligence reste nette. Ce matin elle se plaint de nouveau de ne plus uriner. La langue est plus sèche. Etat nauséux. La vessie est vide. Douleur en ceinture surtout prononcée dans le flanc droit.

10 novembre. — Le 10, l'anurie persistant, malgré l'emploi des moyens thérapeutiques médicaux, la malade est évacuée à la salle Sainte-Catherine, dans le service de M. Gangolphe. A son entrée, on constate les symptômes suivants : La malade, qui paraît avoir souffert beaucoup, n'est pas cependant sensiblement amaigrie. Elle se plaint toujours de sa douleur lombaire droite. C'est à peine si depuis trois jours elle a émis un quart de verre d'une urine très purulente. A l'examen, on ne trouve pas de tumeur appréciable à la vue, soit du côté de l'abdomen, soit du côté de la région lombaire.

La palpation puis la recherche du ballottement ne donnent aucun résultat du côté gauche. Pas la moindre trace de tuméfaction de ce côté; il n'y a pas non plus de douleur. Cependant, antérieurement, il y a plusieurs années, la malade a éprouvé de ce côté des phénomènes à peu près semblables à ceux d'aujourd'hui, à droite. Mais pour obtenir ce renseignement, ainsi que du reste tous les autres, on est obligé d'insister beaucoup, la malade répondant mal et paraissant avoir souffert de misère et de phénomènes d'urémie récents. A droite, la palpation de l'hypochondre révèle nettement l'existence d'une tumeur lisse, arrondie, immobile, et dont la partie inférieure descend un peu du côté de la fosse iliaque droite. La palpation lombaire ne révèle pas d'œdème mais une douleur nette au niveau de la région rénale. On a produit la même sensation en appuyant sur la face antérieure. La recherche du ballottement prouve qu'il s'agit là du rein, que l'augmentation de volume de cet organe est nette sans cependant être excessive. Il n'y a pas de menace de phlegmon périnéphrétique, on ne trouve nulle part ni point fluctuant, ni bosselures, comme dans les pyonéphroses.

Ces diverses investigations sont faites avec précaution, bien que la malade en souffre relativement peu. L'examen de l'urétère (ligne de Hallé), le toucher vaginal ne révèlent rien de particulier. Le cathétérisme de la vessie ne ramène qu'un peu d'urine très purulente. La température rectale est à peu près normale et au-dessous de 38°; toutefois, la malade aurait eu, dans le service de M. Audry, plusieurs ascensions thermiques les jours précédents. Rien du côté des autres organes respiratoires, circulatoires, digestifs.

Tenant compte de la date relativement éloignée des premiers accidents, émission de graviers, hématuries répétées, douleurs néphrétiques, nous pensons qu'il s'agit d'une pyonéphrose d'origine calculeuse s'étant accompagnée d'anurie. Cette dernière est très probablement due à l'oblitération de l'urétère droit par un calcul, le rein gauche ne sécrétant plus depuis déjà longtemps à cause de la destruction progressive de son parenchyme.

L'absence de signe de tuberculose viscérale, de lésion vésicale, et enfin le résultat de l'examen clinique, ne permettait guère d'autre diagnostic. Comme conséquence, une intervention chirurgicale s'imposait. M. Gangolphe était résolu à la pratiquer après avoir examiné encore et suivi plus long-temps la malade.

Le lendemain, le 11, la malade allait mieux. Elle avait uriné environ 500 grammes. Nouvel examen qui confirme celui de la veille. Le 12 au matin, nous trouvons la malade dans un état d'agitation extrême. Elle se tord littéralement sur son lit, et c'est à peine si elle interrompt ses gémisse-ments pour répondre aux questions qu'on lui pose. Elle n'a pas émis une goutte d'urine depuis près de vingt-quatre heures. Le cathétérisme n'amène rien. La sensibilité rectale à droite a augmenté, le rein gauche est toujours silencieux. La température rectale donne 36° 6. L'intelligence de la malade paraît un peu obnubilée; elle aurait eu du reste, dans la nuit précédente, une crise marquée par la perte de la connaissance, puis par une sorte de stupeur avec mouvements convulsifs des membres. Alors, en présence de la gravité de la situation, M. Gangolphe se décide à intervenir immédiatement. Ayant posé le diagnostic de pyélonéphrite calculeuse droite, rein gauche silencieux, parce qu'il était détruit, il fut amené à ouvrir le rein droit pour donner issue à l'urine d'abord et ensuite pour enlever le calcul, obstacle supposé à l'excrétion urinaire.

La région lombaire fut naturellement choisie, avec cette précaution de donner à l'incision une direction sensiblement oblique de haut en bas et de dedans en dehors; grâce à cela, l'exploration rénale et l'intervention sont facilitées singulièrement. Sans être volumineux, le rein était cependant plus gros, avec un bord convexe arrondi, ressemblant plutôt à une face. La pal-pation démontre sa rénitence, sans qu'il soit possible de trouver une fluctuation nette. Le parenchyme doit cependant être altéré, car la capsule apparaît avec une coloration irrégulière, blanc bleuâtre, nacrée. Une ponction avec l'aiguille fine de l'aspirateur donne issue à de l'urine louche. Une autre ponction, pratiquée sur un autre endroit rénitent, amène le même résultat. Alors, s'armant du thermocautère, M. Gangolphe incise le rein sur son bord convexe. Celui-ci étant presque réduit à l'état de face, cette incision est un peu plus rapprochée de la face postérieure.

L'exploration du bassinet et de la partie supérieure de l'uretère reste négative. On draine alors la plaie à l'aide de deux tubes en caoutchouc, du volume d'une plume d'oie, accolés en canons de fusil. Ces drains, par une de leurs extrémités, plongent dans le bassinet, l'extrémité située hors de la plaie est réunie aux lèvres cutanées de cette dernière à l'aide d'un fil métallique. On bourre la plaie de gaze iodoformée. Pansement antiseptique. Cette opération, menée rapidement, est exempte de complications, elle ne s'accompagne ni d'hémorragie, ni de choc. Transportée dans son lit, la malade répond parfaitement aux questions. Siphon champagnisé, toniques, lait.

Le lendemain 13, la malade se sent notablement soulagée; le pansement, bien qu'épais, est mouillé d'urine. Aussi doit-on le renouveler Pas d'ascension thermique. Temp. 36° 6 le matin, 36° 8 le soir.

Le lendemain soir 14, le pansement est encore trempé, mais faiblement; la malade s'est plainte de douleurs dans le courant de la nuit. Cependant, celles-ci sont moins vives qu'avant l'intervention. Sa faiblesse est très grande, les phénomènes d'urémie sont plus accentués. Mort dans un état subcomateux dans le courant de la journée.

Autopsie : Les viscères, cœur, poumons, foie, rate ne présentent pas d'altérations appréciables.

Il n'y a nulle part de lésions tuberculeuses. Seuls les organes urinaires sont lésés. Le rein gauche, diminué de volume, est transformé en une poche polikystique tenant à la dilatation des calices et à la disparition du parenchyme rénal. Il n'existe aucun calcul, seulement un peu de liquide trouble dans lequel nage une sorte de fausse membrane visqueuse analogue à un crachat. L'uretère correspondant présente un épaississement marqué de ses parois. On ne peut pas affirmer qu'il ne soit pas oblitéré en un point, car on a oublié de le fendre dans toute sa longueur.

Du côté droit, le rein paraît plus volumineux, sans kystes, ni bosselures; on constate un caillot autour des drains. En prolongeant l'incision sur son bord convexe, on constate que les deux drains arrivent bien jusque dans le bassinet, que les calices ne sont pas dilatés, que le parenchyme rénal est infiltré, parsemé de nombreux foyers purulents. Quelques-uns de ceux-ci. plus rapprochés de la surface du rein, se voient à travers la capsule; en aucun point on ne trouve de foyer caséeux ancien. Pas de calculs. L'uretère, suivi dans tout son parcours, est certainement rétréci par places à cause de la tuméfaction de la muqueuse. Pas de foyers de suppuration intra ou péri-urétéraux. Vessie tout à fait normale. Les pièces n'ayant pu être examinées au microscope, à cause de la putréfaction, nous ne pouvons donner les résultats de l'examen. Aussi devons-nous faire les plus grandes réserves sur ce sujet et nous abstenir de formuler une opinion qui n'aurait pour elle que des vues hypothétiques. Est-on en présence de lésions tuberculeuses ; d'une suppuration d'une autre nature ; s'agit-il de lésions rénales dues à de la gravelle dont il n'existerait plus aucune trace? Ce sont autant de suppositions entre lesquelles nous n'avons pas le droit de choisir.

L'épaississement des parois de l'urétère droit d'une part, et de l'autre la présence d'une sécrétion purulente fort épaisse, explique l'arrêt dans l'excrétion de l'urine.

Quant aux phénomènes d'urémie évidents, ils tiennent à la destruction étendue du parenchyme rénal du seul organe persistant.

OBSERVATION XVIII

Anurie calculeuse chez un homme de vingt-huit ans, autrefois atteint de coxo-tuberculose. — Néphrotomie au deuxième jour. — Passage immédiat des urines par la vessie d'abord, puis alternatives d'émission de ce liquide par l'urètre et la plaie lombaire pendant deux mois et demi. — A ce moment expulsion par l'urètre d'un calcul du volume d'un haricot et cicatrisation rapide de la fistule.

DEMONS. (Acad. de Méd., 9 janvier 1894.)

Antécédents. — René C...., né en 1863, fut atteint d'une coxo-tuberculose droite, qui le tint malade pendant dix ans, et dont il ne guérit qu'après une résection de la hanche très étendue, que je pratiquai en 1887.

En 1888, alors que ce jeune homme était encore dans une gouttière de Bonnet, il ressentit une violente colique néphrétique à gauche, laquelle fut suivie de l'expulsion d'un calcul d'acide urique gros comme un pois. Pendant les trois années qui suivirent, il eut plusieurs autres accès de colique toujours à gauche, croit-il, et après ces accès il rendit chaque fois des grains en nombre variable et de dimensions différentes, les plus volumineux ayant à peu près la grosseur d'une lentille ou d'un pois. Il en urina quelques-uns sans avoir été prévenu par une douleur quelconque dans la région des reins.

Phénomènes ayant déterminé l'intervention. — Le 17 mai 1891, colique assez violente à gauche, suivie le soir de l'expulsion d'un assez gros calcul, qui amena un soulagement marqué.

Le lendemain, 18 mai, vers onze heures du soir, nouvelle crise douloureuse toujours à gauche. Le malade éprouva pendant plusieurs heures de vives envies d'uriner; mais, à sa grande surprise et contrairement à ce qui s'était passé les autres fois, il ne parvint pas à rendre la plus petite quantité d'urine. Son médecin habituel, le D⁻ Lassalle (de Lormont) ayant pratiqué le cathétérisme, trouva la vessie vide.

Les 19, 20 et 21, persistance des douleurs dans la région lombaire gauche, dans le flanc et du côté de la vessie, et toujours impossibilité d'uriner malgré l'ingestion de grandes quantités de tisanes diurétiques.

Le 22, les douleurs disparurent et le malade fut apporté à l'hôpital.

Le 23, je le trouve dans l'état suivant : le faciès est bon, bien qu'un peu fatigué ; le pouls est plein, régulier, normal ; la température est à 37° 5. Le malade n'accuse ni vertiges, ni céphalalgie, ni douleurs vives. A la palpation, le rein gauche paraît notablement augmenté de volume, un peu douloureux. La douleur est perçue dans le flanc jusqu'au niveau de la vessie, sans qu'il soit possible de constater un point maximum bien net. La vessie est vide. Ni douleur, ni tuméfaction au niveau du rein droit.

Pendant les jours suivants, le malade est soumis de nouveau à l'usage des boissons diurétiques, puis on lui applique à trois reprises différentes des courants électriques, et enfin le 29 mai, le patient étant anesthésié, on fit au niveau du rein et de l'uretère gauche une longue et énergique séance de massage.

Durant tout ce temps le malade, bien tenu en observation, ne présenta point de fièvre et on ne découvrit en lui aucun des signes classiques de l'urémie, sauf une légère céphalalgie.

Opération. — Le 30 mai, ce jeune homme accusant une fatigue plus grande, et tout espoir raisonnable de voir le mal céder spontanément ou sous l'influence d'un traitement médical paraissant perdu, je me décide à intervenir chirurgicalement. La néphrotomie lombaire est donc pratiquée le douzième jour après le début des accidents. L'opération ne présenta aucune particularité digne d'être signalée. Le rein gauche ayant été fendu verticalement de son bord convexe à son bord concave, le doigt rencontre au fond de la plaie un peu de poussière calculeuse. Un gros drain est introduit jusque dans le bassinet.

Suites opératoires. — Le lendemain le pansement était mouillé par une assez grande quantité d'urine, quantité impossible à apprécier, ayant entraîné avec elle quelques petits graviers. Mais dès ce jour même et pendant les huit jours qui suivirent, une certaine quantité d'urine fut rendue par l'urètre, de telle sorte que pendant cette période de temps le malade urina par la verge et par la plaie, tantôt un peu plus, tantôt un peu moins par l'un ou l'autre côté. Puis pendant huit jours l'écoulement se fit uniquement par la plaie, et de nouveau une portion fut rendue par l'urètre. Il y eut ainsi plusieurs alternatives. Mais, au bout d'un mois après l'opération, la totalité de l'urine sécrétée par le rein gauche sembla ne plus vouloir s'échapper que par la fistule lombaire.

Le malade, dont l'état général était excellent, qui n'éprouvait aucune souffrance et qui restait seulement incommodé par la nécessité de subir des pansements fréquents, se refusa pour le moment à une nouvelle opération et même à toute exploration. Il demanda à être envoyé aux eaux de Capvern, où il se rendit deux mois après l'opération. Il y fit une cure sérieuse pendant vingt-sept jours.

Le 29 août, il rejeta tout à coup par le canal un calcul de la grosseur d'un haricot. A partir de ce moment l'urine s'écoula en totalité par l'urètre, et trois jours après la fistule lombaire était cicatrisée.

Pendant quelques mois encore, René C... rendit à plusieurs reprises des graviers par le canal, sous aucune souffrance; mais depuis deux ans sa santé est parfaite.

OBSERVATION XIX

Anurie calculeuse chez un homme de quarante-trois ans amputé de jambe. — Néphrotomie au neuvième jour et écrasement d'un gravier à travers les parois de l'urètère. — Émission immédiate de l'urine à travers la plaie et l'urètre, mais continuation des accidents et mort dans les vingt-quatre heures.

Pousson-Demovs. (Acad. de Méd., 9 janvier 1894.)

Antécédents. La première partie de cette opération a été publiée par l'un de nous (1); en voici la reproduction :

Il s'agit d'un homme de quarante-trois ans. Pas de goutteux ni de calcu-

(1) Pousson. *Anurie calculeuse.* (*Bulletins et Mémoires de la Société de médecine et de chirurgie de Bordeaux*, 1891, p. 313.)

leux dans sa famille. D'une très bonne santé, il a mené dans sa jeunesse une existence très active; mais à la suite d'une amputation de la jambe gauche pour un traumatisme, il a été obligé de renoncer à sa vie d'exercice et d'embrasser une profession sédentaire. Depuis lors, il s'est mis à grossir considérablement et est devenu sujet à des coliques néphrétiques se faisant sentir tantôt à droite, tantôt à gauche, et suivies, en général, de l'expulsion de calculs uriques très petits. Ces coliques sont presque toujours sourdes plutôt que vives, cependant elles font assez souffrir le malade pour qu'on soit obligé d'avoir recours à des piqûres de morphine. ·

L'année dernière, une de ces coliques a été suivie d'anurie s'étant prolongée pendant trois jours.

Phénomènes ayant déterminé l'intervention. Le 11 juin 1891, son médecin ordinaire me fait appeler en consultation, parce que le malade n'a pas rendu une seule goutte d'urine depuis soixante-treize heures, soit un peu plus de trois jours. J'apprends qu'il a eu, une dizaine de jours auparavant, une colique néphrétique à droite, et que la suspension de la sécrétion des urines a été précédée d'une douleur le long du trajet de l'urétère gauche.

Je trouve le malade au lit, bien reposé, les traits calmes, ne se plaignant que très médiocrement du côté gauche, suivant la direction de l'urétère, sans irradiations au testicule. La paroi abdominale est très grasse. Elle est soulevée et tendue par les intestins remplis de gaz et de liquide (le malade a pris un purgatif qu'il n'a pas rendu), qui produisent de gros gargouillements lorsqu'on déprime les parois. L'épaisseur de la paroi abdominale et la distension des intestins gênent beaucoup l'exploration de l'appareil urinaire et je ne parviens par la palpation méthodique des reins et des urétères ni à déterminer aucune douleur dans ces organes, ni encore moins à les sentir. La vessie ne paraît pas distendue; le canal est libre et j'introduis sans peine dans le réservoir une sonde en caoutchouc n° 18, mais je ne retire qu'une demi-cuillerée d'urine un peu rougeâtre. Fait rare en pareil cas, le malade n'accuse pas la moindre envie d'uriner. Comme je l'ai déjà dit, à part la douleur sourde qu'il éprouve à gauche, il se sent très bien et ne paraît nullement inquiet de son état. Le pouls calme, régulier, bat 76; il n'y a pas d'élévation de température. La langue est un peu épaisse, blanchâtre: la constipation est opiniâtre, car, malgré un purgatif, le malade n'est pas allé à la selle depuis trois jours; mais il n'a ni nausées, ni vomissements. La respiration est normale. Le malade n'a pas de tressaillements musculaires des membres; ses pupilles sont égales et contractées; ses facultés intellectuelles conservent toute leur vivacité. Bref, le patient est dans la *période de tolérance* la plus parfaite.

En présence de ces symptômes, je porte le diagnostic d'anurie calculeuse due à l'obstruction successive des deux urétères. Relativement au pronostic, je considère l'état comme très grave et je préviens la famille qu'il n'y a pas encore de danger imminent, mais que la mort est certaine d'ici dix à douze jours, si le cours des urines ne se rétablit pas. Je l'avertis qu'en cas d'insuccès du traitement médical, il sera nécessaire d'avoir recours à une opération chirurgicale. En attendant, je conseille de grands bains, l'enveloppement des lombes dans des cataplasmes, après onction de pommade camphrée et belladonée ; digitale et caféine en potion ; lavement purgatif.

Opération. — Je ne vis plus ce malade, mais M. le professeur Demons, appelé auprès de lui, pratiqua, le neuvième jour après le début de l'anurie, l'opération dont j'avais parlé à la famille.

A ce moment l'état général du malade avait subi une grave atteinte, et à la période de tolérance avait succédé la période d'intoxication. Le malade accusait une vive céphalalgie, il avait eu de nombreux vomissements, il était agité, inquiet ; son pouls était fréquent.

Une incision oblique fut faite dans la région lombaire. Le rein fut incisé verticalement de son bord convexe à son bord concave ; puis la main contournant l'organe arriva sur l'urétère où elle trouva, à quelques centimètres au-dessous du bassinet, un calcul gros comme un petit haricot. En essayant de mobiliser ce calcul pour le faire remonter jusque dans la plaie rénale, les doigts l'écrasèrent à travers les parois de l'urétère.

Dans les heures qui suivirent l'opération, une grande quantité d'urine s'échappa par la plaie et mouilla le pansement, et il s'en écoula aussi une grande quantité par l'urètre. Mais les accidents généraux persistèrent et s'aggravèrent. Des convulsions survinrent et le malade mourut vingt-quatre heures après cette intervention tardive.

OBSERVATION XX

Anurie calculeuse chez une femme de quarante-deux ans. — Néphrotomie au quatrième jour. — Rétablissement du cours de l'urine par les voies naturelles au septième jour après l'opération. — Guérison complète au vingt-septième jour.

POUSSON. (Acad. de Méd., 9 janvier 1894.)

Antécédents. - Mme C..., âgée de quarante-deux ans, a eu depuis une dizaine d'années à diverses reprises des coliques néphrétiques tantôt d'un côté, tantôt de l'autre, après lesquelles elle a rendu des grains de sable plus ou moins volumineux, mais jamais de graviers proprement dits.

En mai 1891, à la suite d'une double colique à gauche d'abord, puis à droite huit jours après, elle a eu une première attaque d'anurie d'une durée de vingt-quatre heures, pour laquelle j'ai été appelé à lui donner des soins.

L'observation de cette première attaque a été publiée dans les Bulletins et Mémoires de la Société de médecine et de chirurgie pour 1891.

A la suite de cette crise, malgré un traitement antilithiasique rigoureux, la malade continue à rendre des sables et a plusieurs attaques de colique néphrétique siégeant le plus souvent à droite, mais affectant aussi parfois le côté gauche. Après chacune de ces crises, la malade rend des graviers en général petits et irréguliers. Les urines, sauf au moment des crises, ont toujours été claires, jamais sanguinolentes ni purulentes. La région des reins n'est pas habituellement douloureuse ; jamais de fièvre, état général excellent.

Phénomènes ayant déterminé l'intervention. — Le 11 août 1893, je suis de nouveau appelé auprès d'elle par son médecin, qui me dit qu'elle a été prise, il y a six jours, d'une colique à droite plus violente que les précédentes, ayant duré quarante-huit heures. Depuis lors elle ne rend dans les vingt-quatre heures que 300 grammes environ d'une urine foncée, épaisse, contenant en abondance du sable fin, mais pas de graviers. La malade dit éprouver une douleur vague dans le flanc droit. La pression sur le trajet de l'uretère droit est douloureuse à la hauteur de l'ombilic. Le rein de ce côté est sensible à la palpation mais non augmenté de volume. Rien du côté du rein et de l'uretère gauche. La vessie se vide bien. L'état général est excellent': apyrexie; pouls normal, régulier, peu d'appétit, mais pas de troubles gastriques.

Lait; potion à la caféine et à la digitale ; continuation des grands bains.

Pendant quatre jours les choses restent dans l'état, lorsque, dans la journée du 18, à 2 heures de l'après-midi, éclate une violente colique à gauche d'une durée de 3 à 4 heures et à la suite de laquelle la malade ne rend plus une seule goutte d'urine.

Je suis appelé de nouveau auprès de Mᵐᵉ C... le 16, l'anurie persistant depuis 18 heures. L'examen du rein et de l'uretère droit me révèle, comme lors de ma première visite, l'existence d'une douleur provoquée par la pression sur l'uretère droit à la hauteur de l'ombilic ; rein insensible, non augmenté de volume; la palpation du rein et de l'uretère gauche est négative ; le toucher de l'extrémité inférieure des uretères par le vagin ne donne pas la sensation de graviers arrêtés à ce niveau. La sonde introduite dans la vessie donne issue à une demi-cuillerée d'un liquide trouble, épais et rougeâtre. La malade n'éprouve aucune envie d'uriner. Elle a d'ailleurs toutes les apparences de la santé : température normale, pouls régulier, bien frappé, 76 pulsations ; pas de vomissements ni de nausées; langue légèrement saburrale, inappétence.

Purgatif; continuation du lait et de la potion à la caféine et digitale; bains et enveloppement de toute la partie inférieure du tronc, lombes comprises, dans une ceinture de cataplasmes.

Malgré ce traitement, l'anurie persiste. Le 20 au matin, cinquante et quelques heures après le début de l'anurie, elle commence à vomir. Ces vomissements continuent toute la journée et toute la nuit, et vont en augmentant de fréquence et d'intensité.

Le 21, au matin, la malade ne peut ingérer la plus petite quantité de liquide sans le rendre immédiatement. Elle est épuisée, sans force, accuse un peu de céphalalgie et quelques troubles de la vision, mais son intelligence est nette; pupilles normales et mobiles ; pas de troubles de la respiration; pouls non ralenti, régulier ; pas d'abaissement de la température, soubresauts des membres.

Étant donnés la persistance de l'anurie et ces symptômes non douteux de début d'un empoisonnement urémique, j'avertis le mari de la malade de la gravité de la situation, et, d'accord avec mon confrère le médecin traitant, je propose une opération destinée sinon à extraire séance tenante le calcul obturateur, du moins à ouvrir une voie d'échappement à l'urine. Pour mettre notre responsabilité à couvert, nous demandons à nous adjoindre, avant de rien entreprendre, M. le professeur Demons.

Après examen de la malade, M. Demons est, comme nous, d'avis de recourir à une intervention opératoire, et bien que la douleur provoquée par la palpation de l'urétère droit à la hauteur de l'ombilic semble indiquer que le calcul siège en ce point, il pense, ainsi que j'en ai émis l'idée à mon confrère traitant, qu'il vaut mieux ouvrir le rein que d'aller à la recherche de l'urétère dans son trajet abdominal.

Mme C..., d'abord réfractaire à l'opération, ne tarde pas à y consentir.

Opération. — Le soir même de ce jour, 21 août, je l'opère à quatre heures de l'après-midi, c'est-à-dire soixante-quatorze heures après le début de l'annurie, avec l'assistance de M. le professeur Demons.

La malade est endormie. Malgré l'embonpoint excessif de la malade et le peu de hauteur de l'espace costo-iliaque, je mets assez facilement le rein à découvert et l'incise par son bord convexe jusqu'au bassinet. J'y introduis le doigt et l'explore avec soin. N'y trouvant pas de graviers, je bourre la plaie jusqu'au bassinet d'une longue mèche de gaze iodoformée.

L'opération, sur les détails de laquelle je passe, a duré environ une demi-heure.

Suites opératoires. — La malade, à peine réveillée, est reprise de ses vomissements, qui persistent toute la nuit et l'inondent au point que, le lendemain, je ne puis savoir si les pièces du pansement sont mouillées par les liquides qu'elle a rejetés ou par l'urine. Au niveau de la plaie toutes les pièces sont imprégnées de sang, mais la mèche de gaze iodoformée est à peine teintée en rose, comme si elle avait été lavée par un liquide provenant de la profondeur. J'en infère que la sécrétion de l'urine s'est rétablie.

L'état général est sensiblement le même qu'avant l'opération : céphalalgie, troubles de la vue, tressaillements musculaires, grande agitation : pouls 130, temp. 38° 4.

Les vomissements persistent toute la journée et toute la nuit, mais dans la matinée du 23 août ils sont moins copieux, et en même temps les phénomènes généraux semblent s'amender un peu. Quelques envies d'uriner, mais pas d'urine dans la vessie. Pouls 124. temp. 37°8.

Le soir la malade peut garder un peu de champagne et de limonade ; son agitation est moins grande. Temp. 38.

24 août. — La malade n'a vomi que quatre fois dans la nuit, et elle vomit encore trois fois dans le jour; mais elle est beaucoup plus calme et conserve en partie les liquides qu'elle prend. Le soir, elle garde même un œuf à la coque. Toujours absence d'urine dans la vessie, mais le pansement est mouillé d'un liquide exhalant nettement l'odeur urineuse.

Temp. : matin, 37° 4 ; soir, 37° 6.

Mme C... a encore deux vomissements dans la nuit du 25 août; mais à partir de ce moment elle conserve toutes les boissons alimentaires qu'on lui offre et qu'elle réclame avec insistance, et son état général se relève rapidement.

L'urine s'écoule en abondance par la plaie, mais elle ne passe pas encore par la vessie.

Ce n'est que dans la nuit du 27 au 28 août, à quatre heures, c'est-à-dire six jours et demi après l'opération, qu'après avoir ressenti à diverses reprises le besoin d'uriner, elle rend pour la première fois par l'urètre une petite quantité de liquide qu'on n'a pas recueilli.

28 août. — Je la sonde à neuf heures et retire environ 60 grammes d'un liquide jaune noirâtre, épais, à odeur nettement urineuse, sans sable ni gravelles. Dans la journée, Mme C... rend spontanément 90 grammes d'urine moins épaisse.

A partir de ce moment la quantité des urines rendues soit par la sonde, soit naturellement alla en augmentant progressivement, mais lentement. Le 4 septembre, je trouvai à la vulve six ou sept petits graviers d'aspect uratique, dont l'un avait le volume d'une lentille, et la malade en rendit quelques autres les jours suivants.

Le 17 septembre, c'est-à-dire vingt-sept jours après l'opération, l'urine reprend définitivement et en totalité son cours par les voies naturelles. La plaie, fermée, ne tarde pas à se cicatriser : le drain étant enlevé le 21 septembre, la cicatrisation est complète le 27.

Depuis cinq mois qu'elle a été opérée, Mme C... a joui d'une santé excellente. Elle n'a plus eu de coliques néphrétiques, mais elle rend de temps à autre des sables dans ses urines.

OBSERVATION XXI

Anurie calculeuse. — Urémie avancée. — Mort pendant l'opération.

(Observation personnelle.)

Mme X..., trente-huit ans, d'un embonpoint extraordinaire, souffre depuis plusieurs années de douleurs de reins affectant tantôt un côté, tantôt l'autre, et ayant tous les caractères des coliques néphrétiques. Elle n'a jamais rendu de gravier à la suite de ces crises ni en dehors d'elles, mais d'assez grandes quantités de sable, émis sous forme de décharge, surtout après les crises douloureuses du côté des reins.

Le 20 août 1894, elle est prise tout à coup d'une colique à gauche, beaucoup plus violente que les précédentes. Malgré l'emploi de cataplasmes, d'embrocations calmantes, de préparations opiacées et belladonées à l'intérieur, de piqûres de morphine, etc., les douleurs se prolongent plusieurs jours avec des exacerbations, au moment desquelles la malade, agitée, se découvre, sort de son lit et se refroidit; aussi contracte-t-elle un point de pneumonie à la base gauche, pour lequel son médecin ordinaire fait appliquer un vésicatoire.

La quantité des urines qui, dès les premiers jours, a considérablement diminué, est presque nulle le 26 août, c'est-à-dire six jours après le début des accidents : elle ne dépasse pas 300 grammes. La malade commence à ce moment à vomir et à accuser un peu de céphalalgie.

Le 27 août, M. Pousson est appelé à voir Mme X... en consultation. Elle a rendu depuis la veille à peine un verre à Bordeaux d'urine : la vessie, sondée, est vide. L'exploration des reins et des uretères ne peut être faite avec fruit, tant est considérable l'embonpoint de la malade. Douleurs spontanées, lentes et continues dans la région lombaire gauche, avec quelques irradiations du côté de l'aine; pas d'envies d'uriner; vomissements aqueux, un peu bilieux; céphalée, pupilles normales, contractiles; peu de sobresauts des tendons; pouls fréquent, petit, régulier.

M. Pousson prescrit des boissons diurétiques, une potion à la digitale et au café et l'enveloppement des deux régions rénales dans une demi-ceinture de cataplasmes, légèrement sinapisés. Il avertit en outre la famille de la gravité de la situation, et fait entrevoir la possibilité d'une opération si la sécrétion des urines ne se rétablit pas.

Les 27, 28, 29 août se passent sans aucune amélioration, relativement à la quantité des urines émises, qui diminue encore ; les phénomènes généraux dénotant l'empoisonnement urémique s'aggravent encore.

Le 30 août, M. Pousson est rappelé de nouveau près de la malade. Lorsqu'il arrive auprès d'elle, il la trouve extrêmement pâle ; son visage est inondé de sueurs, ses yeux hagards, ses pupilles dilatées, ses extrémités froides ; le pouls est petit, fréquent et ne peut être compté ; ce matin la malade a eu une lipothymie.

Bien que l'état dans lequel se trouve Mme X... n'offre que bien peu de chances au succès d'une opération, M. Pousson croit néanmoins devoir la tenter, et après avoir averti la famille des accidents qui peuvent survenir au cours même de l'intervention, il y procède aussitôt après s'être procuré les instruments nécessaires. Cela demande environ deux heures ; pendant ce temps la malade, dont la faiblesse va croissant, est ranimée au moyen d'injections d'éther.

M. Pousson veut l'opérer sans la chloroformer, mais devant l'insistance de la malade elle-même et de son entourage, il lui fait respirer quelques bouffées de chloroforme, qui l'anéantissent de suite.

L'incision des parties molles en dehors de la masse sacro-lombaire conduit rapidement sur le rein qui, sa capsule cellulo-adipeuse ouverte, apparait volumineux, congestionné et noirâtre. Il est fendu sur son bord externe jusqu'au bassinet ; une certaine quantité de sang très foncé s'en échappe ; le doigt, porté sur les calices et le bassinet ne rencontre ni calcul, ni gravier ; la palpation du bassinet et de la première partie de l'uretère est également négative. La plaie du rein et celle des parties molles sus-jacentes est bourrée de gaze iodoformée, puis les lèvres cutanées sont réunies par quelques points de suture.

Le pansement était à peine terminé que la malade, qui depuis quelques instants respirait mal et était cyanosée, est prise de hoquets, de vomissements, d'évacuations alvines et succombe en quelques minutes malgré les injections d'éther, l'application de courants électriques et les inhalations d'oxygène que nous employons.

OBSERVATION XXII

Obstruction des deux urétères par des calculs.

(*Médecine moderne*, 25 août 1894).

Une femme de cinquante-huit ans est entrée à l'hôpital Obouchowski avec des symptômes qui faisaient supposer d'abord soit un étranglement interne, soit une péritonite aiguë. A l'examen, M. Kadian trouva dans le flanc gauche une tumeur rappelant par sa forme un rein déplacé et augmenté de volume. Anurie ; par le cathétérisme on ne retirait qu'un peu de liquide purulent. Un grain de sable, retiré par la sonde, fit supposer qu'il s'agissait peut-être de lithiase rénale.

Le lendemain la température était normale, mais le pouls était à 90-100 ; selles normales ; pas de vomissements ; même état général ; le jour suivant, coma urémique. Néphrotomie, après anesthésie mixte par la cocaïne et le chloroforme. A l'ouverture du bassinet, il s'en écoula un peu de liquide purulent et du sang ; pas de calculs, ni de concrétions. Tamponnement et pansement. Mort au bout de huit heures. A l'autopsie, on constata que les deux urétères étaient très dilatés dans leur tiers supérieur ; près de leur embouchure vésicale ils contenaient des calculs : celui de l'urétère droit avait 2,5 centimètres de long, celui de gauche était un peu plus petit. Le rein droit était transformé en une poche à parois très épaisse, du volume de la tête d'un fœtus remplie de liquide séro-purulent ; pas de trace de tissu rénal dans la coque. Le rein gauche était très hypertrophié, le bassinet dilaté.

CONCLUSIONS

1° L'anurie calculeuse n'est pas une complication du début de la lithiase rénale. On retrouve à peu près toujours, dans les antécédents des anuriques, des coliques néphrétiques ou autres signes de lithiase.

2° L'absence d'hydronéphrose domine toute l'histoire anatomo-clinique de l'anurie calculeuse; il y a suppression et non rétention d'urine. Cette suppression s'explique par les effets de l'augmentation de pression intra-rénale.

3° Après les ligatures brusques de l'uretère, on note aussi cet arrêt de la sécrétion urinaire au début; plus tard la tension baissant, l'hydronéphrose se constitue; enfin, en troisième lieu, survient l'atrophie.

4° L'anurie calculeuse peut se produire dans trois conditions : a) Un rein est déjà supprimé; l'uretère du second rein s'oblitère. b) Les deux uretères s'obstruent en même temps. c) Un seul uretère est obstrué, l'autre rein est inhibé par voie réflexe. Le réflexe inhibitoire est rare; il semble ne pouvoir se produire que sur un rein déjà malade quoique fonctionnant encore.

5° On note dans l'évolution de l'anurie calculeuse deux périodes distinctes : a) Période de tolérance de cinq à six jours. b) Période d'urémie.

Ces deux périodes sont séparées par une période peu tranchée : période intermédiaire.

6° La mort est la terminaison la plus fréquente (67,64%). Elle peut survenir à des dates variables, en moyenne du 9ᵉ au 12ᵉ jour.

Le malade meurt d'urémie, par affaiblissement progressif, en pleine connaissance en général, quelquefois emporté dans le coma ou les convulsions.

La mort subite, que n'ont pas signalée les auteurs, est assez fréquente.

7° Les troubles nerveux, et en partie les tressaillements musculaires, ont la plus grande valeur pronostique : la mort suit en général de près leur apparition.

8° Le traitement médical s'impose au début :

9° Le traitement chirurgical, qui a fait notablement baisser la mortalité, doit être appliqué au début des accidents urémiques.

10° Sauf le cas où le calcul est senti par le toucher rectal ou vaginal, dans la portion inférieure de l'uretère et où l'on peut en tenter l'extraction par la taille hypogastrique, c'est la néphrotomie que nous proposons. Cette néphrotomie peut souvent servir à enlever l'obstacle; elle rétablit en tout cas la sécrétion urinaire arrêtée; elle la rétablit d'une façon parfaite. Elle fait ensuite cesser le spasme, et le calcul tombe de lui-même dans la vessie.

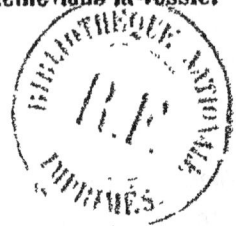

INDEX BIBLIOGRAPHIQUE

(Voir de plus les observations diverses citées plus haut.)

ALBARRAN. — Th., Paris, 1889.
— Annales des mal. des org. génito-urinaires, juillet 1889.
ALBARRAN ET LEGUEU. — Congrès de chirurgie, 1892.
ANGLADA. — Bibliot. du méd. praticien de Fabre, 1845, t. II, p. 525.
ARBUTHNOT LANE. — Lancet, 8 novembre 1890.
ARNOULD. — Th., Paris, 23 juillet 1890.
AUSSILLOUX. — Bul. gén. de thérap., 13 décembre 1893.
BAZY. — Société anatomique, 17 mars 1893.
BERNARD (Claude). — Physiologie expérimentale.
BERNARD (Claude) et BARRESWILL. — Archives de médecine, 1857.
BIAR — Th., Bordeaux, 1885-1886.
BRODEUR. — Th., Paris, 1885-1886.
BROWN-SEQUARD. — Société de Biologie, 1889.
— Archives de physiologie, 1893.
CABOT. — Boston med. and. surg. journ., 1890.
— Annales de Guyon, 1894, p. 131.
CECI. — Riforma medica, 5 septembre 1886.
CHARCOT. — Leçons sur les mal. du syst. nerveux, t. I, p. 283.
CHARCOT ET GOMBAULT. — Arch. de physiol., 1881.
DEBOVE ET DREYFOUS. - - Soc. méd. des hôpitaux, 1880.
DEMONS. — Soc. de méd. et de chir. de Bordeaux, 1888.
DEMONS et POUSSON. — Académie de Médecine, 9 janvier 1894.
DIEULAFOY. — Annales de Guyon, 1892, p. 885.
FAURICHON. — Th., Paris, 1893.
FAVRE. — In Annales de Guyon, 1891, p. 728.
FÉRÉOL. — Société Médicale des hôpitaux, 1890.
FERRÉ et POUSSON. — Journal de méd. de Bordeaux, 1892, p. 375.
GANGOLPHE. — France médicale, 1893.
GARGAM. — Th., Bordeaux, 1887.
GRUNFELD. — Gaz. hebd. de méd. et de chir., 1877.

Guyon. — Académie des Sciences, 29 février 1892.

—   Annales des mal. des org. géni-urin., 1888 et 1891.

Guyon et Tuffier. — Annales des mal. des org. géni-urin., 1888, p. 718.

Hallé. — Th., Paris, 1887.

Harrisson. — In Revue de Hayem, 1888.

Hartmann. — Gaz. hebd. de méd. et de chir., 28 novembre 1891.

Hermann. — Prag. Med. Woch., 1891, nos 17 et 18.

Heydenreich. — Semaine Méd., 9 mars 1886.

Hilton Fagge. — Principles and practice of medicine, 1886, p. 387.

Hurry Fenwick. — Lancet, 18 septembre 1886.

Hutchinson. — Lancet, 1874.

Hutinel. — Th. agrég., 1880.

James. — Edimb. Med. Journ., 1878.

Jardet. — Th., Paris, 1885.

Laguens. — Th., Bordeaux, 1889.

Lancereaux. — Union Méd., 5 juin 1888.

Landouzy. — Gaz. hôp., 29 décembre 1893.

Le Dentu. — Affections chirurgicales des reins.

—   Revue de chirurgie, 1889.

Legueu. — Société anatomique, 13 février 1890.

—   Gaz. des hôp., 8 août 1891.

—   Th., Paris, 1890-91.

Mandillon. — Jour. de Méd. de Bordeaux, 15 juin 1883.

Mendelsohn. — Bulletin médical, 1895.

Merklen. — Th., Paris, 1881.

Meyer. — Arch. de physiol., 1894, p. 172.

Michel. — Th., Lyon, 1893.

Morris. — Clin. Soc. of London, 1884.

—   Amer. Journ. of Med. Sci., 1884.

Navarro. — Th., Paris, juillet 1894.

Parker. — Royal Med. and surg. Soc. London, 1887.

Picard. — Gaz. hebd. Strasbourg, 1870.

Picqué. — Congrès de chirurgie, 1894.

Piedvache. — Art médical, mai 1894.

Poirier. — Société de biologie, 1891.

Pousson. — Annales de Guyon, 1885.

—   Soc. de méd. et de ch. de Bordeaux, 1889, p. 251, et 1891, p. 307.

Ralfe et Godlee. — Clin. Soc. of London, 1889, p. 160.

Rayer. — Mal. des reins, 1841.

Regnard. — Soc. de biol., 1877.

Reliquet. — Un. méd., 1882, p. 833.

— Congr. de chir., 1886.

Roberts. — A practical treatise on urinary and renal diseases, 1876.

Robineau-Duclos. — Th., Paris, février 1890.

Rufus D. Hall. — Association Américaine des accoucheurs et gynécologistes (Philadelphie, septembre 1890).

Sherwood-Dunn. — Th., Paris, 1888.

Sinizine (de Moscou). — In Annales de Guyon, 1881, p. 277.

Spalitta. — Sicilia Medica, 1891, n° 1, p. 17.

Straus et Germond. — Archives de physiol., 1889, XV, p. 385.

Tenneson. — Soc. Med. des Hôp., 1879.

Terrier et Baudouin. — Rev. de chir., septembre 1891.

Terrillon. — Bul. Méd., 1890.

Torres-Melchior. — Th., Paris, 1878.

Torney. — Amer. Journ. of the Med. Sci., 1889.

Tourneur. — Th., Paris, 1886.

Tuffier. — Chirurgie expérimentale du rein, 1889.

— Société anatomique, 1889 et 1893.

Twynam. — Soc. cl. de Londres (Com. par. Godlee), 22 février 1889.

Washburn. — Med. News., 11 juillet 1890.

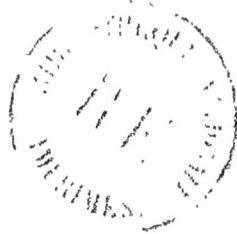

Bordeaux. — Imprimerie DELMACHE, Prch et Cie, 16, rue Cabirol.

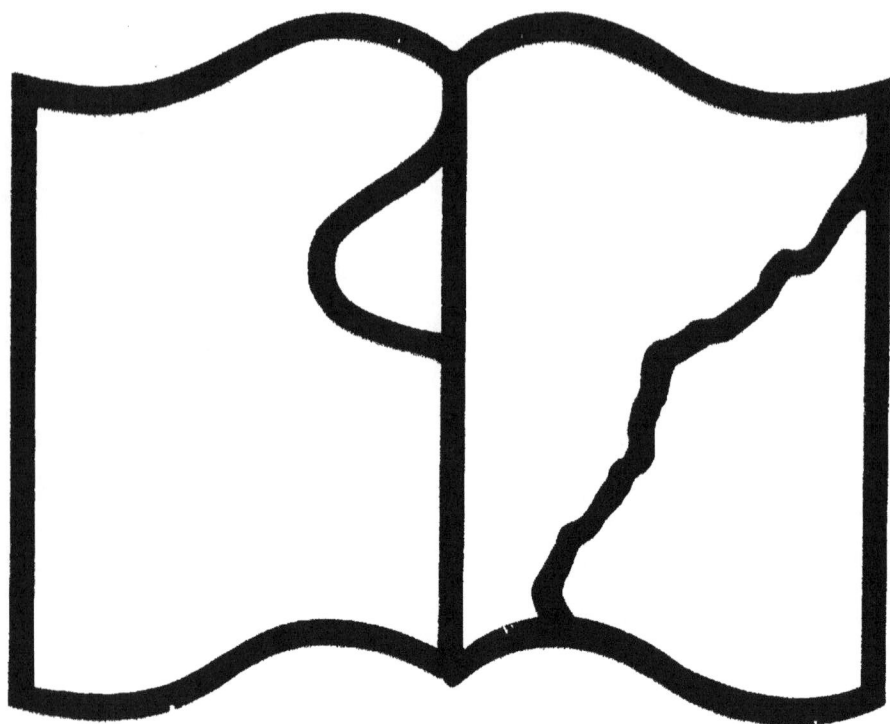

Texte détérioré — reliure défectueuse

NF Z 43-120-11

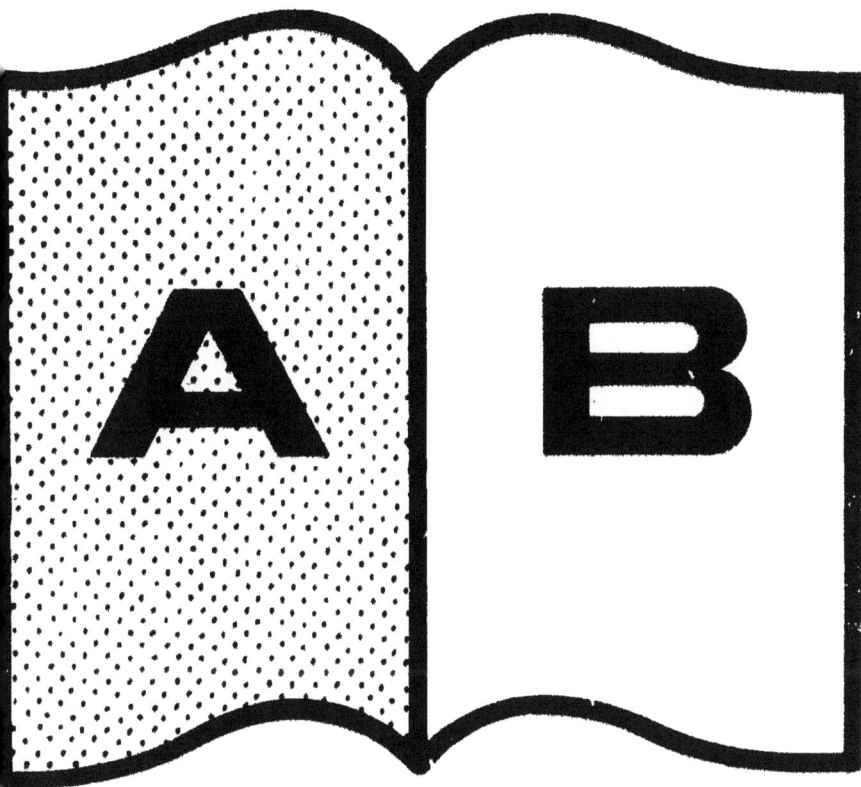

Contraste insuffisant

NF Z 43-120-14

www.ingramcontent.com/pod-product-compliance
Lightning Source LLC
Chambersburg PA
CBHW060541210326
41519CB00014B/3302